エンド・オブ・ライフケアとしての拘縮対策
美しい姿で最期を迎えていただくために

福田卓民 (Fukuda Takumi 〈青梅慶友病院〉) 編著 **沖田 実** (Okita Minoru 〈長崎大学大学院〉)

三輪書店

編 者

福田卓民（青梅慶友病院，作業療法士）

沖田　実（長崎大学大学院医歯薬学総合研究科，理学療法士）

著 者（執筆順）

福田卓民

沖田　実

吉際俊明（青梅慶友病院，理学療法士）

今枝裕二（青梅慶友病院，理学療法士）

本田祐一郎（長崎大学病院，理学療法士）

桑田美代子（青梅慶友病院，看護師）

山口淳子（青梅慶友病院，作業療法士）

宿野真嗣（青梅慶友病院，理学療法士）

推薦の辞

　医者になって5年目の1967年に私は数々の厳しい現実を知った．その経験は50年にもなろうというのに忘れられず，その解決のために何をすべきかを今に引きずっている．1つは関節の変形拘縮にまつわる終末期リハ，もう1つはピアサポートとしての集団訓練である．ここではこの書にちなんで関節拘縮について述べる．

　その年の7月，大学の整形外科医局から東京都杉並区高円寺にできたI病院に派遣された．I病院は私立ではあったがリハを掲げた病院で，理学療法士，作業療法士，言語聴覚士を集めた当時としては珍しい都市に生まれたリハ病院であった．リハを目的に入院してくる患者は脳卒中者が多く，ひどい関節の変形拘縮のある人ばかりだった．その頃，同じ杉並区にあるY老人施設の付属病院の支援も命じられた．訪ねると，便臭のする病室は野戦病院のようにだだっ広く，30〜40人の老人がおむつをあてて寝かされていた．ある老人は目をつぶり，ある老人はうつろな目で天井をみつめ，おむつ交換のときにうめき声をあげた．大学病院にいた私は驚くばかりだった．

　1963年，老人福祉法の施行とともに特別養護老人ホームが雨後の筍（たけのこ）のように建設され，「寝たきり」という言葉が世に出てきた．東京都は理学療法士会に老人ホームに対するリハの指導を委託した．その関係で大学の理学療法士と月に1度都内の老人ホームに出かける機会を得た．そこで両手を前腕で切断された衝撃的な老人と出会い，関節拘縮が人権を脅かすことを知った．

　1973年から伊豆通信病院（現・NTT東日本伊豆病院）に移り，しばらくはそのような悲惨な老人を直接みることはなかったが，近くにあった老人病院といわれる評判のよくない病院に寝たきり老人が多いことを知っていた．

　1995年9月，茨城県立医療大学に赴任した．そこで伊藤直栄理学療法科教授と30年ぶりに再会した．伊藤教授とは先に述べたY老人施設の付属病院で私と同時期に働いていて懇意であった．現在もY老人施設の付属病院のような実態があるのに変わりはないので，リハや看護・介護の世界でこのような人々へのかかわりに関心を持ってもらうにはどうしたらよいか議論を重ねた．

　2000年に回復期リハ病棟が誕生し，診療報酬でリハが優遇された特殊疾患病棟が生まれた．急性期，回復期の後に維持期リハという言葉が生まれ，訪問リハや通所リハも行われるようになった．しかし，いずれの現場においても一度（ひとたび）

リハと名がつけば機能の右肩上がりのエビデンスが求められた．効率主義や市場主義に価値を置く現代ではその流れを押しとどめることはできないだろうと思われた．しかし，そうであるからこそ機能が改善しない人々にも人権を重んずるリハの思想と技術が及ぶべきであると確信を持つに至った．なぜなら，人の一生は右肩上がりだけではないという自明の事実があり，ことに機能の鉈(なた)で人生の連続性を断ち切るなどは不可能であるからだ．

　このような思想を世に問うていたのは砂原茂一先生であった．名著といわれた『リハビリテーション』（岩波書店，1980）の中で砂原先生はすでにそのことを明言しておられ，その言葉は私の心にずっと引っかかっていた．伊藤教授と相談し，砂原先生の提言から20年経ってしまったが，回復期という言葉や，その専門病棟が生まれたのを機会に思い切ってそのことをはっきり世にいうべきであるという結論になり，まず私が2000年に日本リハビリテーション病院・施設協会の機関誌の「論壇」に「維持期リハビリテーションのあとに終末期リハビリテーションを提案する」を，さらに，雑誌『訪問看護と介護』（医学書院）に「思想としての終末期リハビリテーション」を発表した．引き続いて2002年に『終末期リハビリテーション』を，2003年に『実践・終末期リハビリテーション』（いずれも荘道社）を伊藤教授と連名で上梓した．それは，人の最期までリハが関わる必要性を訴えると同時に，リハ医療の流れの最期に終末期リハという言葉を置いておかないと，「機能のエビデンス」という大鉈で維持期のどこかでリハの切り捨てが起こることを恐れたからであった．

　このたび終末期リハにかかわる本格的な書が誕生したのは本当によかった．しかもずばり「関節拘縮」という本丸に迫ったものだ．この書が上梓されるまで2人の編著者はおそらく長い間困難な実践と思索を続けてきたにちがいない．その努力に心から拍手を送りたい．老人の関節拘縮という地味な領域に関心を持つ若い人がいてくれて私は死んでもいいと思うほどうれしい．リハを志して50年．その頃からのわだかまりをぐずぐずと書いたがその1つが溶けそうな気がする．

平成26年9月吉日

　　　　　　　　　　　　　　　　　　　茨城県立健康プラザ　**大田仁史**

まえがき

　本書の企画・執筆については2013年の春，当時，共同研究を行っていた長崎大学の沖田 実氏からご提案いただいた．断る理由があるはずもなく，また文章を書くことの大変さなどそのときは考えもせずお受けした．沖田氏との接点は，知人を介して長々としたメールを送ったことに始まる．2007年から本格的に開始した青梅慶友病院（以下，当院）の拘縮対策ではあったが，取り貯めたデータを自分たちでまとめきることができずなんとか論文にすることはできないかという身勝手なお願いをするためであった．そして，初めてお会いしたのは忘れもしない2011年3月11日，場所は長崎大学の研究室だった．短い時間ではあったが，その後に活かせる様々な情報を沖田氏から得ることができ，早く東京に戻ってスタッフに報告したいと心が急いだ．まさかそのすぐ後にあのようなことが起きるとは思うはずもなかった．大変不謹慎ではあるが，長崎大学と当院とのなれ初めは，東日本大震災という衝撃的な出来事により，その年月日や時刻を正確に記憶することとなった．

　700床を超える療養病床を有する当院は，在宅生活が困難な障害高齢者を最期までお預かりするという方針で運営しているため，入院患者の平均年齢は88歳を超え，平均在院期間は3年以上で，その9割は入院したまま最期を迎える．そのような，まさしくエンド・オブ・ライフの時期にある障害高齢者にとって拘縮はあってはならないという，開設者である大塚宣夫会長の思いが対策の起点となり，それを引き継ぐ大塚太郎理事長の方針のもとで現在も拘縮対策は続いている．

　拘縮については，私自身にも苦い経験がある．20年ほど前，訪問対応していたパーキンソン病の80歳代男性のエピソードである．すでにYahrの重症度分類はⅤ度（日常生活は全面的に介助が必要な状態）であったが，献身的な家族の対応によりいつも身ぎれいで，筋固縮が顕著なものの各関節の可動域は良好に保たれていた．話しかけに対し，たまに"ニヤリ"とする表情はこちらまで癒されるほど優しかった．初めての訪問から2年ほど経った頃，肺炎の併発により当院に入院となったが，入院後しばらくして病室を訪ねたとき，この男性の状態は一変していた．上下肢は深く曲がり，触っただけで体が震えるほど過敏になっており，目は何かを睨むように大きく見開いていた．こわばったその顔つきにかつての優しい面影はなかった．疾患のことを考えればやむを得な

い時期だったのかもしれない．しかし，対応によってはこわばりや拘縮は防げたのではないか，他に何かできることはなかったかなど，いろいろな思いが交錯した．その数カ月後，この男性は四肢に重篤な拘縮を有したまま最期を迎えた．

　拘縮は関節だけの問題ではなく，生活や人生を大きく左右すること，そしてリハビリテーションの対象者において発生頻度が高いことなどは広く知られており，その証拠に発生機序や対応方法について論じる関係書物は多い．その反面，具体的な対策法や介入効果を検討した臨床研究はきわめて少なく，超高齢社会を迎えたわが国において，拘縮が重要課題になる可能性が高いにもかかわらず，未解決であることは明らかといえる．

　そこで，本書では当院で収集したデータに基づいてエンド・オブ・ライフの時期にある障害高齢者の拘縮の実情を示すとともに，その対策を展開する過程での問題などを紹介し，臨床における拘縮対策に少しでも参考になるよう構成した．具体的には，まず第Ⅰ章でエンド・オブ・ライフの時期にある障害高齢者において，なぜ拘縮対策を講じる必要性があるのかを述べ，第Ⅱ章では拘縮の発生要因やそのメカニズムについて，沖田氏に最新の知見を交え概説していただいた．そして，第Ⅲ章では当院で収集した関節可動域のデータと多くの写真を盛り込み，障害高齢者が抱える拘縮の具体的な臨床像を示した．特に1節で紹介している関節可動域のデータは他に類をみないものであると自負している．また，第Ⅳ章では長崎大学の本田祐一郎氏に多くの文献レビューと動物実験に基づく自験例の結果から拘縮に対するリハビリテーションのエビデンスについて述べていただいたうえで，療養生活の中で行うリハビリテーションとしての拘縮対策の実際，そして看護・介護職の立場から取り組む際の視点など，拘縮に対する幅広い関わりを治療戦略としてまとめた．さらに，第Ⅴ章では拘縮を問題視しながらもすぐに対策を展開できなかった当院の問題と実際の解決策，そして，具体的な対応方法と効果について紹介し，最終章の第Ⅵ章では研究および臨床における今後の課題と展望についてまとめた．つまり，本書で紹介している内容のほとんどは当院における日々の対応そのものであり，看護・介護職やそれを後方から支える事務方を含めたすべての職員の理解と実践なくして本書の発刊は実現しなかった．中でも，拘縮対策の効果を病院内外に伝えるために700名を超える障害高齢者の関節可動域測定を2カ月ごとにこなし，それを現在も続けている本書執筆者とリハビリテーション室の頼もしき仲間

（髙野裕子，富田正身，橋戸孝枝，石亀智洋，阿部 光，渡辺浩司，田中将人，西澤 賢，小倉正基，佐藤雄也，関本有華，小池沙由里，江川ひかる，中村利江子）には心から敬意を表したい．

　本書を手にされた方の多くは職種を問わず臨床において拘縮に直面し，解決策を模索されているのではないかと思われる．すべてを解決するような結論を載せられてはいないが，まずはページをめくっていただければ幸いである．

　平成 26 年 9 月吉日

青梅慶友病院　**福田卓民**

もくじ

第Ⅰ章　エンド・オブ・ライフケアとしての拘縮対策……福田卓民　1

1　エンド・オブ・ライフケア（end of life care）とは　2
　1.1　「エンド・オブ・ライフケア」の概念　2
　1.2　わが国におけるエンド・オブ・ライフケアの対象　6

2　エンド・オブ・ライフケアとしてのリハビリテーション　11
　2.1　エンド・オブ・ライフケアとリハビリテーション　11
　2.2　エンド・オブ・ライフケアとしてのリハビリテーションの目的と意義　13

3　エンド・オブ・ライフケアとしての拘縮対策の目的と意義　20
　3.1　エンド・オブ・ライフケアの対象者にとっての拘縮　20
　3.2　エンド・オブ・ライフケアとしての拘縮対策の目的と意義　21

第Ⅱ章　拘縮とは……沖田　実　27

1　拘縮の定義ならびに分類　28
　1.1　拘縮の定義　28
　1.2　拘縮の分類　29

2　拘縮の発生・促進因子　32
　2.1　関節の不動という共通の問題　32
　2.2　年齢の影響　32
　2.3　罹病期間の影響　33
　2.4　ADL 能力の影響　34
　2.5　麻痺ならびに痙縮の影響　34
　2.6　痛みの影響　35
　2.7　浮腫の影響　35
　2.8　非障害側への影響　36

3　拘縮の発生メカニズム　37
　3.1　拘縮の発生・進行状況　37
　3.2　不動期間の延長に伴う拘縮の責任病巣の推移　38

3.3　骨格筋の変化に基づく拘縮の発生メカニズム　39
　　3.4　関節包の変化に基づく拘縮の発生メカニズム　43
　　3.5　皮膚の変化に基づく拘縮の発生メカニズム　47

第Ⅲ章　拘縮の実態

1　臨床における拘縮の発生状況 ……………………………………………… 吉際俊明　54
　　1.1　対象者と対象関節　54
　　1.2　人生の最終ステージにおける拘縮の発生状況　55
　　1.3　継時的変化に影響を及ぼす要因　59
　　1.4　一般的なリハビリテーションの対象者との比較　62

2　エンド・オブ・ライフケアの臨床において発生頻度の高い拘縮 … 今枝裕二　67
　　2.1　重篤化した拘縮の特徴　67
　　2.2　肩関節　67
　　2.3　肘関節　67
　　2.4　手関節　68
　　2.5　手指　70
　　2.6　股関節　71
　　2.7　膝関節　72
　　2.8　足関節，足指　72
　　2.9　頸部，顎関節　74

3　障害高齢者における拘縮の特徴 …………………………………………… 今枝裕二　76
　　3.1　特徴的な症状　76
　　3.2　併発することが多い症状　76
　　3.3　他の身体機能に与える影響　80
　　3.4　生活に与える影響　82

第Ⅳ章　拘縮に対する治療戦略

1　リハビリテーションの治療戦略 ………………………………………… 本田祐一郎　86
　　1.1　拘縮に対するリハビリテーションのエビデンス　86
　　1.2　拘縮に対する運動療法の再考　91
　　1.3　拘縮に対するリハビリテーションの実際 ………………………… 吉際俊明　97

2 看護・介護の治療戦略 ……………………………………………… 桑田美代子　112
　　2.1　"動く"を支える看護・介護職　112
　　2.2　拘縮対策は"治療"ではなく"基本的ケア"　113
　　2.3　組織全体で取り組むことの重要性　115
　　2.4　拘縮対策としてのケアを可視化する重要性　117
　　2.5　日々のケアがエンド・オブ・ライフケア　117
　　2.6　拘縮対策におけるケアの留意点　118
　　2.7　多職種で生前のケアをし尽くすこと　120

第Ⅴ章　拘縮に対するチームアプローチ

1 エンド・オブ・ライフケアを担う施設における拘縮対策の現実的な問題と
　その対策 ……………………………………………………………… 山口淳子　124
　　1.1　拘縮対策の現状　124
　　1.2　青梅慶友病院の概要　125
　　1.3　青梅慶友病院における拘縮対策の必要性　126
　　1.4　取り組み開始時の混乱と問題点　127
　　1.5　具体的な改善策　129

2 青梅慶友病院における拘縮対策の取り組み …………………………… 宿野真嗣　137
　　2.1　QOLを保つための拘縮対策　137
　　2.2　チームアプローチとしての拘縮対策　144
　　2.3　効果検証　149

第Ⅵ章　拘縮対策の今後の課題と展望

1 研究における今後の課題と展望 …………………………………… 沖田　実　158
　　1.1　リハビリテーション領域における研究とは　158
　　1.2　拘縮研究の現状と課題　159
　　1.3　拘縮研究の今後の展望　164

2 臨床における今後の課題と展望 …………………………………… 福田卓民　171
　　2.1　エンド・オブ・ライフの時期にある障害高齢者の拘縮の実像　171
　　2.2　青梅慶友病院における拘縮対策の限界と課題　173
　　2.3　臨床における拘縮対策の課題とその解決方法　177
　　2.4　臨床における今後の展望　181

第Ⅰ章 エンド・オブ・ライフケアとしての拘縮対策

1 エンド・オブ・ライフケア (end of life care) とは

1.1 「エンド・オブ・ライフケア」の概念

1) 終末期医療に対する意識

　厚生労働省の「終末期医療のあり方に関する懇談会」が2010年に報告した「終末期医療に関する調査」[1]によれば，自分が高齢となり，治る見込みのない疾患や障害を抱えた場合の延命医療について，8割以上が「望まない」または「どちらかというと望まない」と回答している（図Ⅰ-1a）．さらに，そのような状態であった場合，どこで療養したいかという設問に対しては，「自宅」を選択した割合は2割程度に過ぎず，「病院」や「老人ホーム」が約6割と非常に多くなっている（図Ⅰ-1b）．自宅を望む理由は，住み慣れた場所であることや好きなように最期を過ごすことなどであり，自宅以外とする理由としては，家族への配慮や痛みに対する不安などが挙げられている（表Ⅰ-1）．

　また，同報告書には「医療に対する要望について」という項目もあり，「可能な限りの医療を受けたい」とするものが2割程度であるのに対し，「病気を持ちながらも自分の生活を優先させることができるよう生活を支えてくれる医療を受けたい」という回答が6割を超えている（図Ⅰ-2）．これは，前述した延命医療や終末期を過ごす場所に対する回答を生活という視点で集約した結果であるといえよう．高齢となり病気や障害を抱え日常生活になにかしらの支障が生じたとしても，できるだけ他者の力を借りずに可能なかぎり自由に日々を送りたいという気持ちは多くの人が抱いていると思われる．しかし，「生活を支える医療」を望む声が多いということは，そういった状況に巡り合うことが困難であること，または現時点ではその存在が少ないことを示していると捉えることもできる．

　たとえ生活の大部分を家族や他人の手に委ねることになったとしても，心身の苦痛なく，心地よいケアを望むのは当然である．しかし，実際の臨床現場では，医療を提供する側の価値観と家族の思いなどが複雑に絡んだ結果，それぞ

1．エンド・オブ・ライフケア（end of life care）とは

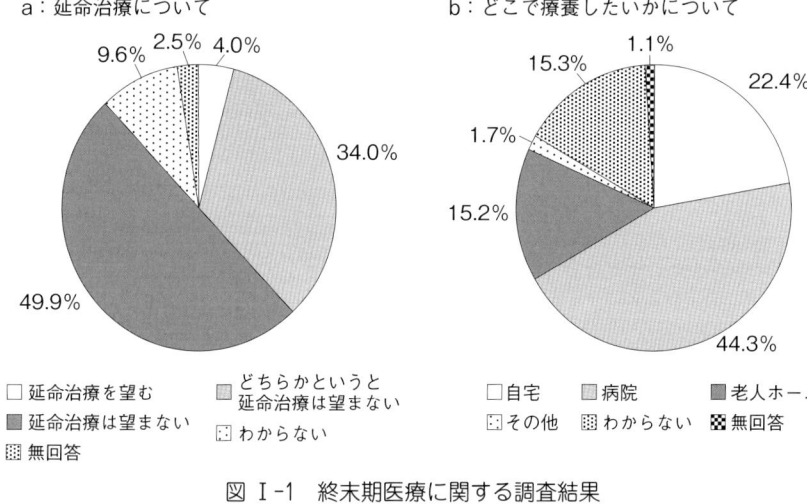

図 I-1　終末期医療に関する調査結果

(文献1)より改変引用）

表 I-1　療養したい場所とその理由

自宅を望む理由	
住み慣れた場所で最期を迎えたい	67.4%
最期まで自分の好きなように過ごしたい	50.1%
家族との時間を多くしたい	47.3%
自宅以外を望む理由	
家族の介護負担が大きい	85.5%
緊急時に家族へ迷惑をかける	53.5%
最期に痛みなどに苦しむかもしれない	31.0%

(文献1)より改変引用）

れの思惑に反し本人にとって負担の多い対応がなされていることも少なくない[2]．一層の高齢化が進むわが国において，終末期の高齢者を対象とする具体的な対応方法を現実的な課題として検討することは避けられない時期にあるといえよう．

2）エンド・オブ・ライフケアとは

「エンド・オブ・ライフケア（end of life care）」は，人生の終焉を迎える直前

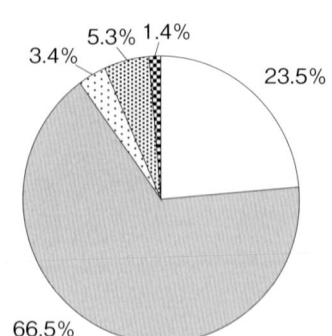

図 I-2 医療に対する要望

(文献1)より改変引用)

の時期にある患者へのケアとして,アメリカ人医師である Dr. Kathleen M Foley が提唱した言葉である[3]. 具体的に,Foley は 1999 年のアジア太平洋ホスピス・緩和ケア・ネットワーク学術総会での講演で「人生の終焉は誰にでも訪れ,終焉の原因(死因)が病気のことが多く,しかも原因となる最近の病気の多くは長い経過をとる. そのような最期の日々の痛みや苦しみを十分に治療され,本人が望むとおりに過ごせるよう支援する」とその内容を示した. このことが契機となり,慢性疾患や老衰などで緩やかに死を迎えるような終末期ケアを国際的にエンド・オブ・ライフケアと表現するようになり,特に高齢者ケアの分野ではその概念が定着しつつある[4]. 同じような言葉として「ホスピスケア」「ターミナルケア」「緩和ケア」などがあるが,治癒が困難で生命を脅かす疾患への対応を中心に構築または強化されたという点で共通している. 柏木[5]によれば,ホスピスケアはハンセン病や結核,がんやエイズといった時代ごとの不治の病を対象とし,ターミナルケアはホスピス以外での対応も含めた終末期ケアの総称,そして緩和ケアは治癒が不可能な疾患に伴う不快な症状のコントロールを目的に行われるケアとされている. また,西川ら[6]は緩和ケアについて,苦痛を和らげる介入により生命の質・生活の質を向上させるアプローチと

したうえで,高齢者ケアを含めることを明確に意図した言葉であるとの理由により,緩和ケアからエンド・オブ・ライフケアへパラダイムシフトする時期にあると述べている.これらの言葉や概念は時代により移りゆくものでもあるため人や場面により様々に使い分けられており,若干の混乱を招いている感は否めない[7].しかし,いずれの概念もがんなど限られた疾患だけを対象としていた形から,疾患を問わない終末期の総合的なケアとして,それぞれの存在の幅を広げつつあるのは確かである[7].さらにエンド・オブ・ライフケアの推進は高齢者の権利の擁護にもつながる[6]とされているため,人生の終末という時期とそこでの生活に焦点をあてたエンド・オブ・ライフケアは,超高齢社会を迎えたわが国においてきわめて重要な概念として位置づけることができる.

Fisherら[8]による『A guide to end-of-life care for seniors(邦題:高齢者のend-of-lifeケアガイド)』には,エンド・オブ・ライフケアを実践するための考え方や状態に応じた投薬量にまで言及した具体的な対応方法が記されている.その中には,「人生の終末における生活の質(quality of life:QOL)」と題し,「人生の終末におけるケアの質は,あるべきケアが,あるべきときに,あるべき方法で行われることで保たれる.例えば,サービス提供者が肉体的,精神的な症状を緩和しなかったり,高齢者とその家族が精神的に,スピリチュアルに,実質的に死の準備をするときに援助しないで,逆に治癒への無益な努力を続けた場合,過剰医療となると同時にQOLの面では過少ケアとなる.適切でない時期に高齢者を病院や緩和ケアへ搬送することは,患者や家族が必要とする『医療以外のサポート』を考慮していない過少ケアの一例である」といった記述がある.ここで使われる「患者や家族が必要とする『医療以外のサポート』」と前述の調査結果にあった「生活を支える医療」は,似たような意味の言葉として捉えることもできる.

以上のことから,エンド・オブ・ライフケアは人生の終末という時期に対し状況に応じた適切な医療を基盤として様々な苦痛を取り除くための働きかけであり,新たな不利益をつくらないという,いわば予防的な対処も含むものと解釈することができる.

1.2 わが国におけるエンド・オブ・ライフケアの対象

1）高齢者人口と年齢

　高齢化が一層進むわが国におけるエンド・オブ・ライフケアを考えるためには，その対象となる高齢者を具体的にイメージする必要がある．まず，背景となる高齢者人口をみると，2013年9月時点の65歳以上の高齢者人口は3,186万人であり，総人口に占める割合は25％となっている[9]．2007年以降，高齢者人口の割合は21％を超えており，この状況は高齢化社会でも高齢社会でもなく，超高齢社会として位置づけられる．そして，総人口が減少傾向にある中で，高齢者人口の割合は今後も増え続け，2035年には33.4％にまで達すると推計されている（図Ⅰ-3）．一層の高齢化に対する国の方針[10]としては，高齢者は社会を支える側であるという国民の意識改革を図ること，高齢者の社会参加機会を推進し「居場所」と「出番」をつくること，高齢者の孤立を防ぐべく地域コミュニティの再構築を図ることなどが挙げられており，団塊の世代が75歳以上となる2025年をめどに様々なシステムが構築されようとしている．これに加え市場や経済においても高齢者の動向に沿った展開がなされ，まさしく国全体が高齢者対応を中心として再構築されることが予測される．

　次に，具体的な年齢に関してはどうであろうか．平成24年簡易生命表[11]によ

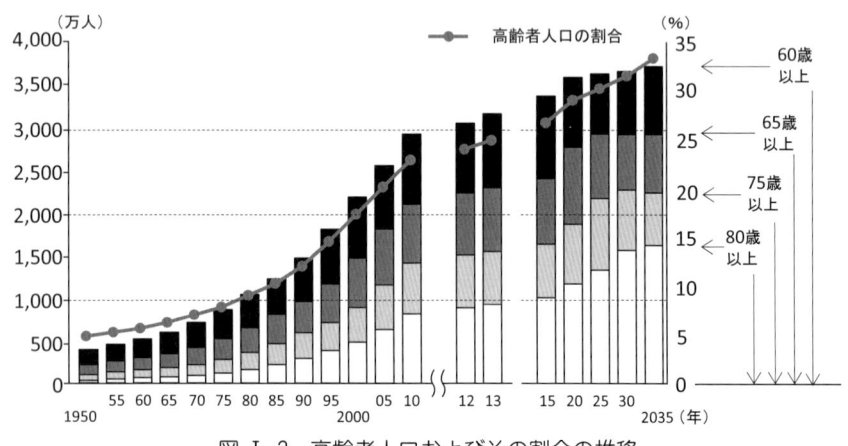

図Ⅰ-3　高齢者人口およびその割合の推移

（文献9）より改変引用）

れば，男性の平均寿命は79.9年，女性は86.4年となっている．また，75歳まで生存する割合は男性で73％，女性で87％，90歳までとなると男性は22％，女性は47％である．例えば10人男性がいたとすれば，そのうち75歳未満で亡くなるのは2.7人，75〜90歳になるまでの間には5.1人，90歳を過ぎてから2.2人が亡くなるということになる．同様に女性では，75歳未満は1.3人，75〜90歳までには4.0人が亡くなり，4.7人は90歳を過ぎてから亡くなる．したがって，エンド・オブ・ライフケアの対象となる高齢者の年齢はそのほとんどが75歳以上であり，90歳以上の場合は女性が多くなると推測される．

2）高齢者の生活状況

高齢者の家族構成について，『高齢社会白書』[12]によると1980年時点で50.1％だった「三世代世帯」は減少し，2011年では15.4％になっている．反対に，65歳以上の高齢者のいる世帯では「夫婦のみ（30.0％）」と「単独（24.2％）」を合わせると50％を超し，緩徐ながら増加の傾向にある．さらに75歳以上の要介護認定においては要支援者が75歳以上人口の7.8％，要介護者が22.1％の割合で存在し，これに対応する主たる介護者の60％以上は60歳以上とされている．つまり，現在の高齢者を取り巻く状況としては，生活の基盤である家庭自体が高齢者で構成されていること，日常生活に支障が出た場合に対応する介護者自身も高齢であること，そしてそれらはいずれも増加傾向にあることなどが浮き彫りとなっている．政府は2050年のわが国の姿として，65歳以上の高齢者1人に対して20〜64歳が1.2人で支える「肩車型」社会[13]を示しているが（図Ⅰ-4），これは社会保障上の負担比率をあらわしているに過ぎず，実際の生活は若年層と接点の少ない高齢者だけの生活が予想以上に多くなると予測される．

3）高齢者の健康状態

では，健康状態はどうであろうか．前出の『高齢社会白書』[12]には65歳以上の高齢者（入院者を除く）の健康状態についての報告がある．その中では，生活上，心身になんらかの自覚症状を持つ割合は半数近くで，健康上の問題が日常生活に影響を及ぼしているのは2割とされている．影響を受けている具体的な活動は，起床，衣服着脱，食事，入浴などといった「日常生活動作」が最も多く，次いで「外出」「仕事・家事・学業」「運動」などとなっており，ごく身

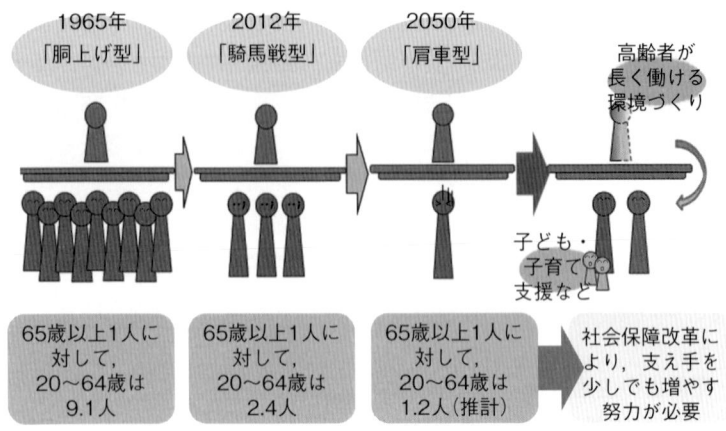

図Ⅰ-4　胴上げ型社会から肩車型社会へ

（文献13）より改変引用）

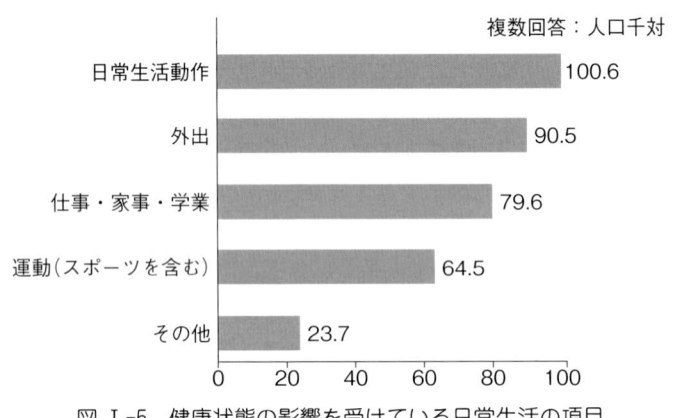

図Ⅰ-5　健康状態の影響を受けている日常生活の項目

（文献12）より改変引用）

の回りのことから社会生活まで多岐にわたる（図Ⅰ-5）．中でも「起床」は諸活動の起点となり，「衣服着脱」や「食事」「入浴」は人としての生活に欠かせず，それらはすべて家の外へ出るために不可欠な活動である．これらに支障があれば外出は制限を受け，生活範囲や社会生活は著しく狭まることになる．したがって，その一つひとつを支えるということは朝から晩まで，さらに夜中も含め，

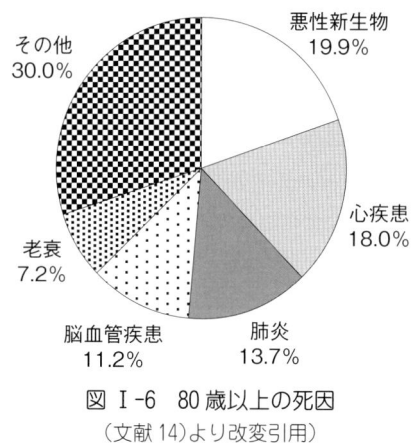

図Ⅰ-6 80歳以上の死因
(文献 14)より改変引用)

家の中から屋外までといったように時間的に長く,物理的に広く対応する必要性を意味する.

また,「人口動態統計」[14]で示されている死因によれば,80歳以上で最も多いのが悪性新生物(19.9%)で,次いで心疾患(18.0%),肺炎(13.7%),脳血管疾患(11.2%),老衰(7.2%)の順となっており,これら5つで全体の70%を占める(図Ⅰ-6).このことは,エンド・オブ・ライフケアの対象者がこれらの疾患や症状を持ち,それに伴う生活上の不自由を抱えている可能性を意味している.

4) エンド・オブ・ライフケアの対象

以上のことを踏まえて,わが国におけるエンド・オブ・ライフケアの主たる対象となるであろう高齢者の概要を整理する.まず,年齢は75歳以上で,90歳を超えると女性の割合が高くなる傾向にある.抱える疾患はがんや心疾患,脳血管疾患などが多く,生活に対する援助は身の回りのことから社会生活まで多岐にわたる可能性が高い.そして,家庭内は高齢者同士で構成されているため,介護が必要になったときに対応するのも高齢者である.前述の高齢者人口の推移とこれらの状況をあわせて考えた場合,高齢者が高齢者を支える時代は思ったより早期に,しかもはっきりとした形であらわれることが予測される.

高齢者が増え若年人口が減るという現実は,高齢者に対する対応を効果的・効率的に実施する必要があることを意味する.医療と介護を考える場合,わが

国の制度上，分けて考えなければならないが，高齢者の終末期では双方を必要とするケースが多いのは紛れもない事実である[2]．例えば，継続的な医学的管理と生活介護を同時に必要とする場合や，疾患や障害が顕著でなくとも家族による介護では対応しきれないケースなどがこれにあたる．中でも後者は核家族化が進んだ現代において象徴的なものと考えることができ，その背景に居住地や家屋といった物理的な環境や現実として主たる介護者となる子どもの高齢化，少子化に伴う若年介護者の不在などがあることは容易に想像できる．つまり，わが国におけるエンド・オブ・ライフケアはこのような背景も踏まえた中で行うことになり，そのためには対象となる高齢者の家族や地域住民，そして医療・看護・介護などの専門職といった関わるすべての人がエンド・オブ・ライフケアの概念と役割を理解・認識することが必要となる．加えて，高齢者同士や独居高齢者への生活介入の必要性を考えれば，よほど効率よく，しかも計画的に進めなければ，大きな混乱を招くことになると思われる．

2 エンド・オブ・ライフケアとしての リハビリテーション

2.1 エンド・オブ・ライフケアとリハビリテーション

1）双方の概念

"リハビリテーション（rehabilitation）"という言葉は，わが国では"機能回復のための訓練"という狭義の意味で認識されていることがいまだに多い[15]．また，その狭義の認識から機能の回復だけがリハビリテーションの効果と捉えられがちであるが，それだけを問うものではない．本来は機能回復訓練を含めた諸々の手段を用いて心身機能や生活上の活動に対処し，QOLの向上を目指す働きかけである[16]．砂原[17]はその著書『リハビリテーション』の中で，「どれほど環境条件を手厚く整えても，社会参加はおろか，社会と接触することさえ困難な最重度の障害者の層の存在を見逃すわけにはいかない」そして，「このような障害者に対するリハビリテーション的技術による接近としては，褥瘡をふせぐことくらいでしかない場合もあろうけれども，リハビリテーションの理念はなおこのような障害者にも生きているし，いなくてはならないに違いない」と述べている．加えて，「生きているかぎり生きがいを感じさせるのがリハビリテーションであるということが許されないであろうか」と問いかけており，これらのことはリハビリテーションが単なる心身機能の回復ではなく，障害の程度を問わず，QOLの向上を目的に行われるものであることを示唆している．ここでいう「生きているかぎり生きがいを感じさせる」といった言葉からは，エンド・オブ・ライフケアの概念と共通する思想を読み取ることもできる．時代を経た現在，医療としてのリハビリテーションについては石川[18]により「疾病の治療，合併症の予防，慢性疾患の制御を行いつつ，各種障害の診断・評価を行い，的確な予後予測に基づき，生活機能およびQOLの向上を目的に，多職種協働で総合的・包括的にチームで実践する医療」と記されている．一方，エンド・オブ・ライフケアは対象とする時期を終末期に特定しているものの，適切な医療を基盤とした苦痛を取り除く働きかけと新たな不利益をつくらない予防

```
(1) 清潔の保持
(2) 不動による苦痛の解除（意識の有無に関係しない）
(3) 不作為による廃用症候群の予防（床ずれなどの予防）
(4) 著しい関節の拘縮の予防
(5) 呼吸の安楽（肺理学療法の応用）
(6) 経口摂取の確保
(7) 尊厳ある排泄手法の確保
(8) 家族へのケア
```

図 I -7　最期まで人間らしさの保証

(文献 19)より引用)

的な対処を含むものであることから，双方の概念はきわめて類似しているといえる．

　さらに，エンド・オブ・ライフケアとしてのリハビリテーションは，2002年に大田[19]が著書『終末期リハビリテーション』で明確に示している．具体的には，終末期リハビリテーションを「加齢や障害の進行のため，自分の力で身の保全が難しく，かつ生命の存続が危ぶまれる人々に対して，最期まで人間らしくあるよう医療，看護，介護とともに行うリハビリテーション活動」と定義している（図 I -7）．そのうえで，それはターミナルというよりもエンド・オブ・ライフの時期であると述べ，提供するサービスは清潔保持のための身体状況の確保や不動による苦痛の解除などであると明記している[20]．加えて，「リハビリテーションとは何であるかを問うことは『人間とは何であるか』を問うことであるとすると，終末であっても人間が人間でなくなったわけではないので，そのことを結びつけて考えるのはむしろ自然である」とし，終末期におけるリハビリテーションの必然性について述べている．前出の砂原の言葉，そしてここで述べた大田の思想などから考えれば，リハビリテーションはエンド・オブ・ライフケアの概念を包括した思想として発展してきたものといえよう．

2）"リハビリテーション"という言葉

　エンド・オブ・ライフケアとしてのリハビリテーションについて述べる前に，改めて"リハビリテーション"という言葉について考えてみる．なぜならば，前述したように"リハビリテーション"は狭義の意味で捉えられていることが実際には多いからである．その具体的な例としては，リハビリテーションを実

施するのは理学療法士（以下，PT）や作業療法士（以下，OT），言語聴覚士（以下，ST）といった専門職だけであり，その内容は心身機能の回復のための訓練であり，将来的に機能回復の可能性がない場合は対象にならない，などという考えが挙げられる．

わが国における医学としてのリハビリテーションは，今から100年ほど前にさかのぼって始まり，前半の50年間で主な対象を小児，青年・成人，そして高齢者へと移し，後半の50年間で臨床・教育・研究のそれぞれが体系的に整えられた[21]．その過程においても，単なる対象者個人の心身機能の回復ではなく，生活への具体的な関わりを基盤としてQOLを見据えた総合的なものとして発展してきたとされている．

多くの関係書物で紹介されているように，"リハビリテーション（rehabilitation）"という言葉は，もともとは医学用語ではなく，re-(再び)-habilis-(適した)-ation（状態にする）という意味であり，古くから身分の回復や破門の取り消し，名誉や権利の回復，犯罪者の更生など，人としての尊厳に深く関わる意味として使われてきた[22]．したがって，医療として行われるリハビリテーションも同様に，単に機能回復のために行うものだけを指すものではなく，ましてや回復が見込めない者を対象としないといったものではない．政府が示した「障害者基本計画」[23]においては，リハビリテーションについて「障害者の身体的，精神的，社会的な自立能力向上を目指す総合的なプログラムであるとともに，それにとどまらず障害者のライフステージのすべての段階において全人間的復権に寄与し，障害者の自立と参加を目指すとの考え方」と明記されている．したがって，リハビリテーションは尊厳やQOLを保ち，高めるために行われるものであり，その対象が人生の最終ステージであるエンド・オブ・ライフの時期までも含んだものであると捉えることは決して拡大解釈ではない．

2.2 エンド・オブ・ライフケアとしてのリハビリテーションの目的と意義

1）生きがいのために整えておくもの

エンド・オブ・ライフケアとしてのリハビリテーションがQOLの向上を目指すものとするならば，具体的にどのようなことを実践すべきなのか．それを考えるうえでは，前述した「生きているかぎり生きがいを感じさせる」という言葉が鍵になると思われる．生きがいは年齢を重ねるごとに，あるいは健康状

【年齢別】

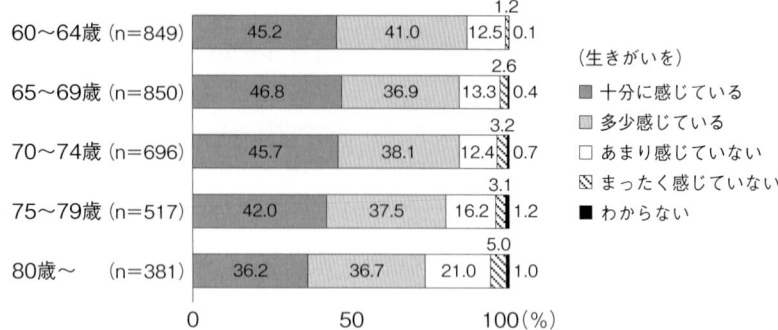

【現在の健康状態】

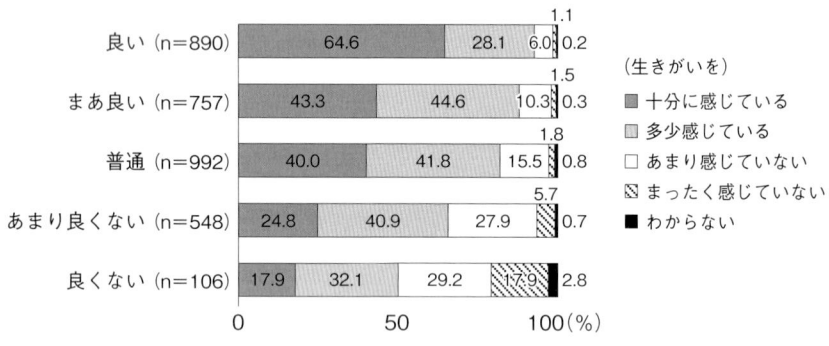

図Ⅰ-8　年齢別・健康状態別にみた生きがい

(文献24)より改変引用)

態が悪くなるごとに感じられなくなる傾向にあるといわれている[24]（図Ⅰ-8）．したがって，高齢と疾患という条件が揃うエンド・オブ・ライフの時期にある高齢者に対しての関わりは，生きがいのある生活の実現とその継続が大きな目的になると考えられ，そこで行われるリハビリテーションは，その関わりの中で生きがいを感じられるよう，日常生活を整えておくことであるといえよう．

　日常生活を整えるということの具体的な意味は，身体面を整え，そして生活面を整えるという2点に分けられると思われる．前者は疾患に対し医学的な管理がなされたうえで廃用症状が最低限に抑えられていることを意味し，後者は尊厳が守られた中で精神的にも安定した状態で生活が続けられることを指す．

エンド・オブ・ライフケアの対象者は加齢と疾患により心身に障害を抱えていることが多く，状態としては活動性が低い生活になっているといえる．したがって，ここで提供されるリハビリテーションは，活動性低下に伴う廃用症状をできるかぎり予防し，生活の諸行為を安全・確実に遂行でき，尊厳が守られた生活を実現することが目的となる．心身の機能が低下し，人生に残された時間が少ない最終ステージであるからこそ，基本生活への対応は欠かせない．そのような意味から，エンド・オブ・ライフケアとしてのリハビリテーションにおいて優先すべき目的は，廃用症状を予防し尊厳が守られた生活を実現することにあるといえよう．

2）目的としての「廃用症状の予防」

廃用症状は，疾患による安静臥床や不活動状態に起因する二次障害[25]ともいわれ，心身の諸症状として多岐にわたることは広く知られている．また，それらは総称して"廃用症候群"や"生活不活発病[26]"と呼ばれ，それらが悪循環[27]を形成することは周知の事実である．特にエンド・オブ・ライフケアの対象となる高齢者においてはそのような悪循環に陥りやすく，さらにその悪循環を食い止めることはきわめて困難であることが多い．なぜならば，加齢によりすでに生じている心身の機能低下や活動量の減少を食い止めること自体が難しく，そこに疾患が加わることで，さらなる廃用症状を発生させる可能性が高いためである．したがって，エンド・オブ・ライフの時期における廃用症状の予防は加齢と疾患が契機となる二次障害を極力抑え，さらには悪循環の中で生じる，いわば三次・四次的ともいえる廃用症状を予防するといった2つの側面がある．疾患による身体の器質的障害である一次障害の結果として引き起こされる安静臥床や身体の不活動状態は終日にわたりみられることから，ごく限られた時間の対応だけでは廃用症状の予防が成り立たないことは明白である．しかも，身体を動かすことだけで解決できるものではなく，不自由さから生じる精神的な苦痛[28]を取り除くことも重要な要件である．そういった意味からも，職種や方法を限定しない，生活全体の中で行われる多角的なアプローチが必要となる．このことはチームアプローチを基本にするというリハビリテーション本来の手法と変わりはない．

しかし，現実として廃用症状を予防することはきわめて難しい．浜村[29]は「障害のある高齢者にとっては，意識された努力なしに加齢による低下を免れるこ

とはできない．しかも，それを長期的に続けなければならないことに，さらに難しさがある．支える側にも根気強い対応が欠かせず，何をどのように見ていき，どう支えていけばいいか，結論を得ている者は少ない」と述べており，これは現実的な実践の難しさと，積極的に行われていない実情を示している．また，石田ら[30]は運動器疾患における廃用症状について，「原因に対処すれば理論上は予防可能であるが，その予防法は単調であることが多く，効果を実感できないことから継続が困難で，現実に廃用に陥っている症例は多い」と対応する側の課題について触れている．つまりこれらのことは，廃用症状の予防を実現するためには，関わる側が明確な意識をもって実践し，さらにその結果をもって具体的に検証を重ねる必要があることを示しているといえよう．

3）目的としての「尊厳が守られた生活の実現」

　尊厳が守られた生活とはなんであろうか．それは，あたり前のことをあたり前に行う生活と言い換えることができる．例えば，普段から身ぎれいでいることや排泄をトイレで行うことなどは，人の生活としてあたり前のことである．たとえ重篤な疾患や重度の運動障害があったとしても，清潔を保ち，起床後は衣服を着替え，味を感じながら食事をし，時間があれば自分の好きなことをして過ごす，そういった生活を送ることである．特に日常生活活動（activities of daily living：ADL）に含まれる排泄や入浴，更衣，整容など清潔に関することは，人としての生活には欠かせない活動であり，尊厳に関わる行為でもある．それらを実施するために対象者の特徴を踏まえたADLの方法や手順を定め，それを実現するよう働きかけることがリハビリテーションの役割である．そこに加えるべき要件としては，本人の心身の機能を十分に活用すること，本人に苦痛を与えない方法を選択すること，そしてそれらがプライバシーに配慮されたものであることなどが挙げられる．大田[31]は尊厳ある介護の現実について「介護されている人の中に尊厳があるのではなく，介護する者の心に尊厳があるか否か」と問題提起している．プライバシーを保つこと，そして対応自体が苦痛とならないように配慮することがいかに重要であるかを，関わる者は強く認識する必要がある．

　また，同じ内容の介護が必要であっても対象者個々人の状態はすべて異なるため，10人に対して10通りの手順や方法が存在する．対応する側が1つの方法で10人に接したのでは，すべて適切に行われたとはいいがたく，場合によっ

ては苦痛を与えることにもなりかねない．したがって，ケアとしての対応は単に本人だけでは成し得ない部分を補うというだけではなく，"本人ならばきっとこうしたであろう"，あるいは"こうしたはずである"といった本人に成り代わって1つの行為を完結させる意識が必要となる．つまりADLに対する看護・介護やリハビリテーションは，その自立を促しつつもそれが現実的に不可能な場合であっても，対象者一人ひとりの状態にあわせ，ADLを最適化するといった意識を持って関わることが重要であるといえよう．

　加えて，尊厳が守られた生活とはADLに限ったものではなく，日常生活の中で行われるすべての活動が対象となる．例えば，余暇活動もそれに含まれる．余暇活動は個人の嗜好や価値観を反映するものであるため，その充実の度合いはQOLに大きく影響する．事実，余暇活動にターゲットをあてたレクリエーション・サービスには，生活の快適性を向上させる効果，さらには生きがいを創造する効果があるとされ[32]，それらはQOLの向上に直結すると考えられる．疾患や障害によってできることが限られたとしても，終日をベッドの上で過ごす場合と外出の機会がある場合とでは，その違いは明らかである．また，環境要因を整えることもレクリエーション・サービスの1つである．例えば，食事のときに好きなBGMを流し，趣味にあったきれいなテーブルクロスをかけるなど個人の価値観を生活に取り入れることは，余暇充実の要件となり得る[33]．これらのことから，身体的な動きを伴うか否かに関係なく，趣味や嗜好が反映するような時間や空間の使い方を設定することは，生活の豊かさに結びつく働きかけといえる．

　これまで述べたとおり，心身の機能や周辺環境を調整することでADLや余暇活動を安全に行えるようにすることはリハビリテーションの真骨頂ともいえる．ただし，それは自立を促す・目指すといった対応に限るものではなく，やむを得ない理由により行為や動作の一部，あるいはすべての生活場面において介護が必要であるならば，その介護を過剰でも過少でもない程度のものとして実施すること，またはそうなるよう調整することもリハビリテーションとしての重要な対応である．尊厳が守られた生活とは，ADLや余暇活動といった生活上の諸行為が最適な方法で行われることである．それを実現することがエンド・オブ・ライフケアとしてのリハビリテーションの目的であり，存在の意義といえよう．

4）最終的な効果判定

　一般にリハビリテーションの効果はADL自立度の向上や自宅生活への復帰，あるいは就業などで判断されることが多い．しかし，エンド・オブ・ライフケアの対象者では，そのいずれにも該当しないことが多い．前項でこの時期のリハビリテーションの目的について生きがいを感じられる時間を持つために廃用症状を予防し，尊厳が守られた生活を実現することと述べたが，それは過程としての目的であり，最終的な効果判定はその先で行われるべきなのかもしれない．つまり，対象者が亡くなったときの最期の姿をもって判断されることであり，これは最期をどのような姿で迎えることができたかという本人亡き後の結果である[19]．

　リハビリテーションはQOLを高めるために生活に対して働きかけるものであるが，エンド・オブ・ライフケアとしてのリハビリテーションはそれにとどまらず，それらの結果として最期はどういう姿であったかによって効果判定がなされる必要がある．最期に至るまでのリハビリテーションやケアの対応は本人が望んだものであったか，そして，結果としての最期の姿は本人が望んだ姿といえるのか，それらを問うことがエンド・オブ・ライフケアとしてのリハビリテーションではないだろうか．

　「ご遺体はケアの通信簿」[34]といわれるように，最期の姿をもってそれまでの対応を推し量ることができ，その姿を形成するのは頭の先から足の先までのすべてである．具体的には，頭髪の整い具合や表情，清潔さや手足の状態，肌の潤いや爪の整い具合など，身体のあらゆる部分が含まれる．最期の姿として残る肌や手足の状態は，その場の対応だけで成せるものではなく，それまでどのような生活であったかをあらわす．しかも最期のそのときがいつ訪れるかについては誰にもわからないため，結果としてエンド・オブ・ライフケアとしてのリハビリテーションは最期まで関わることになる．言い換えれば，最期まで関わることを前提に，最期の姿を具体的にイメージし，そこからの逆算によって日々の対応を考えることになる．その過程において実践されるリハビリテーションの目的は，機能回復や社会復帰などといったものではなく，「生きているかぎり生きがいを感じさせる」という砂原がいうリハビリテーションの概念そのものであると考えられる．そして，その実践にあたっては，エンド・オブ・ライフの時期であっても積極的に廃用症状を予防し，尊厳が守られた生活を実現し，その結果として"美しい姿で最期を迎えていただく"といった明確な目

標を持つ必要がある．つまり，たとえ単調なことを繰り返す廃用症状への対応であったとしても，漠然とした目標のもとで漫然と同じ関わりを繰り返すだけではないことを強く認識することが重要なポイントである．

　結果としての最期の姿に対する責任は，携わる者すべてにあることはいうまでもない．大田[19]は，人の死は個人としての死であり，社会の中での死でもあるとしたうえで，「そのような人のいわば終末をいい加減にすませるわけにはいかない」と述べており，実践する側にその意識がなければ，エンド・オブ・ライフケアとしてのリハビリテーションは成立しないといえよう．

エンド・オブ・ライフケアとしての拘縮対策の目的と意義

3.1 エンド・オブ・ライフケアの対象者にとっての拘縮

1）拘縮予防の必要性

　エンド・オブ・ライフケアとしてのリハビリテーションにおける目的の1つは，廃用症状を予防することにある．中でも，関節拘縮（以下，拘縮）への対応はリハビリテーションとして不可欠であり，"最期の姿"を左右する一番の要因でもある．関節の動きは身体運動を構成する要素であり，それを制限する拘縮の存在は身体運動の制限に直結する．さらにそれは生活における諸活動の阻害因子となり，QOLにも影響を及ぼすことから，拘縮は単なる関節可動域の制限として見過ごせる問題ではない．特にエンド・オブ・ライフという最終ステージにおける拘縮の発生は，できたが最後，それを挽回することはできない．したがって，できるかぎりその発生を予防することが重要であり，リハビリテーションとして欠かせない対応といえる．

2）拘縮による苦痛

　拘縮の存在がADLを含む生活のあらゆる場面に影響を及ぼし，褥瘡の発生にも結びつく[35]ことは広く知られており，痛みとの関連も強い[36]．拘縮自体，本人が望むものではないことは明らかであるうえに，さらにそこから生じる褥瘡や痛みなどはあってはならない症状である．したがって，拘縮を予防するということは，苦痛を予防する対応としての意味も大きい．ただでさえ心身の苦痛が多い人生の最終ステージに，それ以上の苦痛を生じさせることは決して許されるものではない．

　また，大田[19]は「著しく変形した関節の拘縮くらい人の姿を無残にするものはない」と述べている．このことは拘縮の存在が本人の苦痛のみならず，家族や介護にあたる者に対しても大きな影響を与えることを示している．拘縮という状態を呈しているのは本人であるが，無残と感じるのは家族を含めた周囲の

人々である．重篤な拘縮を呈した姿は，それだけ人の心に大きな苦痛を与えるものである．

3）拘縮への対応

拘縮の重篤化は生活場面で様々な不自由を生じさせ，介護場面ではその難易度を高める[37]ことは周知の事実であり，拘縮を予防することの重要性はリハビリテーションのみならず，看護や介護の領域においても広く認識されている[38]．では，なぜあえてエンド・オブ・ライフケアとして拘縮対策に焦点をあてる必要があるのか．それはそのような最終ステージに至る前であっても，拘縮の発生頻度が高く，対応の必要があるためである．事実，福屋[39]や小泉ら[40]は，それぞれの調査対象者のすべてになんらかの拘縮を認めたと報告している．これらの対象者の平均年齢が70歳を超えた程度であったことを考えれば，その年齢を超えるであろうエンド・オブ・ライフケアの対象者により多く，より重篤な拘縮が存在していることは容易に想像がつくことである．したがってエンド・オブ・ライフケアとしての拘縮対策は発生する前の予防に加え，発生した後の対応を並行して行うことになる．

3.2 エンド・オブ・ライフケアとしての拘縮対策の目的と意義

1）拘縮発生後の対応

すでに発生した拘縮に対する具体的な対応方法としては，予防と同様に関節の不動状態をつくらないことであるが，その際は以下に述べる2つの点を考慮する必要がある．

1点目はターゲットとする関節だけではなく，そこに連動する関節の状態も確認しながら行うことである．武富[41]は，6カ月以上寝たきりの状態にある30名の患者（平均年齢75.1歳）の膝関節と股関節の関節可動域を調査し，いずれの関節とも伸展可動域が著しく制限されていたと報告している．これは隣接する関節同士が互いに影響し合った結果と推察され，この際の対応は股・膝関節双方への働きかけや場合によっては足関節への配慮も必要となる．

2点目はすでに拘縮が発生していたとしても可能なかぎり関節を動かすことである．重篤な拘縮が発生している場合，介護にあたる者が四肢を持つことに慣れていなければ，その重さのため動かすこと自体に消極的となり，拘縮のあ

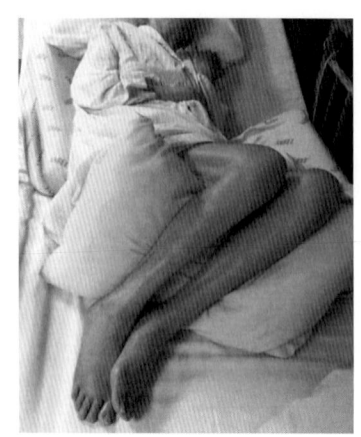

図 I-9　重篤な拘縮の例

る関節を動かした経験がなければ触ることにすらためらいが生じる．また，痙縮がある場合は，関節を動かす際の抵抗感が強いことから，積極的な関節運動は行いにくい．すでに拘縮が発生した状態に対応する際には痛みや筋緊張への対応など，関わる側が知っておかなければならないことは多い．しかし関節を動かさなければ結果として拘縮はさらに進行してしまう．進行すれば，上下肢は極端な屈曲または伸展傾向を呈し，左右非対称な姿勢になり，場合によっては背臥位すらとれなくなることもある（図 I-9）．つまり，ひとたび関節運動を怠れば，回避できたはずの拘縮さえも発生する可能性があることを認識し，拘縮のある四肢を持ち動かすポイントを知っておく必要がある．

2）拘縮対策の目的と意義

エンド・オブ・ライフケアの対象者には遠からず迫っている死がある．臨終を迎えたときに膝は曲がり，手も組めず，顎が上がって口は開いたままといった姿に直面し，果たして，そうなる前に打つ手はなかったかと無力感に苛まれる医療・介護従事者は少なくないであろう．また，拘縮が極端に進行した場合では，それが原因で清潔を十分に保つことができず着替えすらままならないことが多く，その状態で最期を迎えることは人としての尊厳といった観点からはとても容認できるものではない．つまり，生前に人としてふさわしい姿に整え尽くすといった意味から，エンド・オブ・ライフケアとしての拘縮対策は重要

な課題である．大田[42]の言葉を借りれば「人間らしい機能，人間らしい暮らし，人間らしい姿，人間らしい存在，人間らしい死に方，人間らしい遺体まで」を包含しそれを実現させるのがこの時期の拘縮対策といえよう．

3）"美しい姿で最期を迎えていただく"ために

これまで述べたことをまとめると，エンド・オブ・ライフケアとしての拘縮対策は苦痛や不利益を減少させることであり，最終的な目的は，"美しい姿で最期を迎えていただく"ことにあるといえよう．ここでいう"美しい姿"とは，顔は正面を向き口は閉じられ，両手を胸の前で組むことができ，両脚が伸びた自然な寝姿が基本となる．そしてそこに整えられた頭髪，潤いの残る肌，穏やかな表情，そして全身の清潔などが加わったものが真の意味での"美しい姿"だと筆者は考えている．ここに至るまでには廃用症状の予防や尊厳が守られた生活が実現されていることはいうまでもなく，その延長線上に"美しい姿"としての最期があるといえる．そして，"美しい姿で最期を迎えていただく"ことができたならば，疾患や障害に苦しむときもあったであろう対象者本人の尊厳を守ることになり，残された家族や周囲の人々に余計な後悔をさせないことにもつながると思われる．

それらを考えたとき，エンド・オブ・ライフケアとしての拘縮対策は単に関節可動域の問題ではなく人生の最終ステージを左右する重要な課題である．またそれと同時に，この時期に関わるすべての者にとっての使命であるといえる．しかしながら，実際には部位や程度を問わなければ拘縮の発生頻度はきわめて高く，一方で具体的な対策やその実践などに関する報告は少ない．このことは現実的な対応の難しさを物語る一方で，拘縮を軽視しているように思えてならない．

多くの関係書物で語られるように拘縮は予防が重要で，早期から対応すべき課題であることには間違いはない．したがって，この解決のための糸口は現場で関わるすべての者がその重要性を改めて認識し，たとえ限られた対象部位であっても，具体的な実践を継続し，その結果からの検証を繰り返すことしかないように思われる．

● 文 献

1) 終末期医療のあり方に関する懇談会：「終末期医療に関する調査」結果について．終末期医療のあり方に関する懇談会，平成 22 年 10 月
2) 大塚宣夫：人生の最期は自分で決める—60 代から考える最期のかたち．ダイヤモンド社，pp122-134，pp160-171，2013
3) 「生活文化に即したエンド・オブ・ライフケア」研究プロジェクト．http://www.n.chiba-u.jp/H23COEs/index.html（2014 年 5 月 10 日アクセス）
4) 百瀬由美子：病院および高齢者施設における高齢者終末期ケア．日老医誌 48：227-234，2011
5) 柏木哲夫：生と死の医学．綜合臨床 56：2744-2748，2007
6) 西川満則，他：緩和ケアからエンド・オブ・ライフケアへのパラダイムシフト．医療と法のネットワークディスカッションペーパー，2012 年 7 月 25 日
7) 志真泰夫：緩和ケアの用語をめぐる国際的な動き．緩和ケア 21：374-377，2011
8) Fisher R, et al（著），岡田玲一郎（監訳）：高齢者の end-of-life ケアガイド—ときに治し，しばしば慰め，つねに癒す．厚生科学研究所，pp7-18，2001
9) 総務省：統計からみた我が国の高齢者（65 歳以上）．http://www.stat.go.jp/data/topics/topi720.htm（2014 年 5 月 10 日アクセス）
10) 内閣府：高齢社会対策大綱 2012．http://www8.cao.go.jp/kourei/measure/taikou/pdf/p_honbun_h24.pdf（2014 年 5 月 10 日アクセス）
11) 厚生労働省：平成 24 年簡易生命表．http://www.mhlw.go.jp/toukei/saikin/hw/life/life12（2014 年 5 月 10 日アクセス）
12) 内閣府：平成 25 年度版高齢社会白書（概要版）2013．http://www8.cao.go.jp/kourei/whitepaper/w-2013/gaiyou/index.html（2014 年 5 月 10 日アクセス）
13) 厚生労働省：社会保障・税一体改革とは．http://www.mhlw.go.jp/stf/shingi/2r985200000297nt-att/2r98520000029ak3.pdf（2014 年 5 月 10 日アクセス）
14) 厚生労働省：性・年齢階級別にみた死因順位．平成 23 年人口動態統計．2012
15) 上田 敏：リハビリテーションの歩み—その源流とこれから．医学書院，pp269-284，2013
16) 上田 敏：リハビリテーション医学の世界—科学技術としての本質，その展開，そしてエトス．三輪書店，pp148-165，1992
17) 砂原茂一：リハビリテーション．岩波書店，pp197-214，1980
18) 石川 誠：リハビリテーション医療について．日本リハビリテーション病院・施設協会（編）：高齢者リハビリテーション医療のグランドデザイン．青海社，pp13-17，2008
19) 大田仁史：終末期リハビリテーション—リハビリテーション医療と福祉の接点を求めて．荘道社，pp39-44，pp45-83，pp81-83，2002
20) 大田仁史：介護期リハビリテーションのすすめ．地域リハ 7：16-20，2012
21) 上田 敏：リハビリテーションの歩み—その源流とこれから．医学書院，2013
22) 上田 敏：リハビリテーションの理念．リハビリテーションを考える—障害者の全人間的復権．青木書店，pp6-12，1983
23) 内閣府：障害者基本計画 2002．http://www8.cao.go.jp/shougai/suishin/kihonkeikaku.html（2014 年 5 月 10 日アクセス）
24) 内閣府：「高齢者の地域社会への参加に関する意識調査」結果の概要．2009
25) 辻 哲也，他：老化と廃用—総論．総合リハ 34：623-628，2006
26) 大川弥生：「動かない」と人は病む—生活不活発病とは何か．講談社，2013
27) 大川弥生：新しいリハビリテーション—人間「復権」への挑戦．講談社，pp137-166，2004

28) 黒川由紀子：高齢者と臨床心理―衣・食・住をめぐって．誠信書房，pp13-15，2013
29) 浜村明徳：維持期リハビリテーションとは―維持期におけるリハビリテーションの必要性と役割．日本リハビリテーション病院・施設協会（編）：維持期リハビリテーション．三輪書店，pp2-8，2009
30) 石田健司，他：運動器疾患．総合リハ **37**：313-318，2009
31) 大田仁史：大田仁史の『ハビリス』を考える―リハビリ備忘録．三輪書店，pp61-64，2011
32) 小池和幸：医療現場におけるレクリエーション援助の考え方と方法．日本レクリエーション協会（監）：福祉レクリエーション援助の方法．中央法規出版，pp143-167，2000
33) 小池和幸：福祉レクリエーション援助過程（援助プロセス）．日本レクリエーション協会（監）：福祉レクリエーション援助の方法．中央法規出版，pp9-34，2000
34) 大田仁史（編著），鳥海房枝，田邊康二：終末期介護への提言「死の姿」から学ぶケア．中央法規出版，2010
35) 藤野宏紀，他：拘縮発生の病態生理・評価・治療．OTジャーナル **40**：301-306，2006
36) 沖田 実，他：痛みと拘縮―骨格筋の変化からみた拘縮の病態．日本運動器疼痛研究会誌 **2**：31-38，2010
37) 福田卓民，他：療養型病院における膝関節可動域制限の進行予防とチームアプローチの効果．地域リハ **8**：551-554，2013
38) 桑田美代子，他：超高齢者ケアの展開―"拘縮対策"から"寝姿の美しさ"へ．老年看護学 **14**：72-75，2010
39) 福屋靖子：成人中枢神経障害者の在宅における生活動作と関節拘縮の関係について．理学療法学 **21**：90-93，1994
40) 小泉幸毅，他：拘縮の実態．奈良 勲，他（編）：拘縮の予防と治療．医学書院，pp1-17，2003
41) 武富由雄，他：ねたきり老人の下肢拘縮の実態．PTジャーナル **28**：853-856，1994
42) 大田仁史：大田仁史の『ハビリス』を考えるⅡ―リハビリ備忘録．三輪書店，pp7-10，2013

第Ⅱ章 拘縮とは

1 拘縮の定義ならびに分類

1.1 拘縮の定義

　臨床においては，対象者の四肢や体幹の関節可動域がなんらかの原因によって制限されることがたびたびあり，このことによって日常生活が阻害され，重篤な場合は介護さえ十分に実施できない場合がある．つまり，われわれ人間にとって関節可動域を確保しておくことは円滑な日常生活を営むうえで不可欠な要素であり，逆にこの機能に障害が及んでいる場合はリハビリテーションを中心とした治療介入によって改善を促す必要がある．まして，エンド・オブ・ライフの時期においては"最期の姿"を構成する中心的な要因であることから，その対応がきわめて重要であることはいうまでもない．

　通常，関節可動域制限は皮膚や骨格筋，靱帯，関節包などといった関節周囲に存在する軟部組織にその原因がある場合と，関節軟骨や骨といった関節構成体そのものに原因がある場合があり，その他としては関節内遊離体[1]や骨折・脱臼に伴う骨の偏位などが原因になる場合がある（図Ⅱ-1）．しかし，これらの中でリハビリテーションによって改善が期待できるものは関節周囲軟部組織に原因がある場合であり，このことによって生じた関節可動域制限を拘縮と呼んでいる．ただ，拘縮の定義については医療専門職者の中でも誤ったとらえ方をされている実情がある．

　拘縮の英語表記であるcontractureは，「contract＝収縮する」という動詞を抽象名詞化した言葉であり，もともと拘縮とは，関節によって隣り合う2つの体部（例：上腕と前腕）が筋収縮の結果，互いに相近づいた状態が継続していることと定義されていた[2]．しかし今日，拘縮は「皮膚や骨格筋，靱帯，関節包などの関節周囲軟部組織の器質的変化に由来した関節可動域制限」と定義され

---

[1] ここでいう関節内遊離体とは，骨折時の骨片の一部や損傷半月板，その他の異物などを指している．

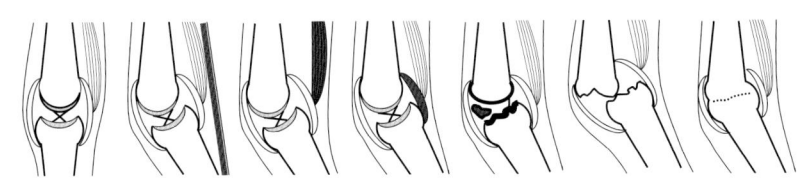

a：正常関節　b：皮膚　c：骨格筋　d：関節包・靱帯　e：骨・軟骨　関節内遊離体　f：脱臼　偏位　g：強直

図Ⅱ-1　関節可動域制限の様々な原因
（文献1）p12より改変引用）

ており，筋収縮由来の関節可動域制限は拘縮には含まれない．つまり，筋収縮が発生していない状況下で関節周囲軟部組織の特性である伸張性が低下し，これが原因となって関節可動域制限が認められると拘縮が発生していると結論づけることができる．また，関節周囲軟部組織の伸張性低下は回復可能な可逆的変化である場合が多く，リハビリテーションによって改善を促すことが可能である．ただ，実際には拘縮の治療には難渋することも多い．

1.2 拘縮の分類

拘縮は，まず先天性内反足のような先天性拘縮と後天的な原因によって発生する後天性拘縮に分類され，後者に関しては古くからHoffaの分類がよく用いられてきた．Hoffaの分類では，拘縮は，①皮膚性，②結合組織性，③筋性，④神経性，⑤関節性の5つに区分されるが[3]，この分類は病変部位と原因とが混在している感が否めないため，少なからず問題がある．すなわち，病変部位と原因とで拘縮を分類すると以下のように整理できる．

1）病変部位による分類
①皮膚性拘縮

皮膚，中でも結合組織で構成されている真皮と皮下組織が器質的に変化し，その伸張性が低下したことで起こる拘縮のことをいう．具体例として，熱傷後や皮膚挫創後に皮膚が壊死を起こし，瘢痕治癒後に発生する瘢痕拘縮がこれにあたり，特に熱傷の場合はⅢ度またはⅡ度の真皮深層熱傷で拘縮が生じることが多い．また，膠原病の一種である強皮症[2]（scleroderma）では皮下組織に顕著

な線維化が生じ，その結果として皮膚そのものが硬化し，拘縮へと発展する．

② 筋性拘縮

骨格筋の伸張性をつかさどる筋線維ならびに筋膜が器質的に変化し，それらの伸張性が低下したことで起こる拘縮のことをいう．ギプス固定などで骨格筋が不動状態に曝されると，その長さが縮小するとともに伸張性も低下し，結果，関節可動域が制限されるが，このような状態を筋性拘縮という．また，筋原性疾患や筋損傷後に瘢痕が形成されて起こる拘縮，あるいはギプス固定などで骨格筋の阻血が惹起されて起こったVolkmann拘縮もこれに含まれる．加えて，現在ではほとんどみかけなくなったが，注射の後の不幸な後遺症である三角筋拘縮症や殿筋拘縮症，大腿四頭筋短縮症なども筋性拘縮の1つと考えられる．

③ 靱帯性拘縮

靱帯を構成する結合組織が器質的に変化し，その伸張性が低下したことで起こる拘縮のことをいう．ただ，ギプス固定などで靱帯が不動状態に曝されると，力学的に脆弱になることから，拘縮に対する靱帯の関与については否定的である．

④ 腱性拘縮

腱を構成する結合組織が器質的に変化し，その伸張性が低下したことで起こる拘縮のことをいう．具体例として，手掌腱膜が癒着，瘢痕化し，手指の屈曲拘縮をきたすDupuytren拘縮がこれにあたる．

⑤ 関節性拘縮

関節包を構成する結合組織が器質的に変化し，その伸張性が低下したことで起こる拘縮のことをいう．関節包は外層の線維膜と内層の滑膜に区分され，特に後者は構成するコラーゲン線維が疎であることから伸張性に富んでいる．そして，ギプス固定などで関節包が不動状態に曝されると，滑膜に線維化や癒着が生じ，その伸張性が低下し，拘縮に発展する．

2）原因による分類

① 結合組織性拘縮

結合組織によって構成される真皮，皮下組織，筋膜，靱帯，腱，関節包（滑

---

[2] 強皮症には全身性強皮症と限局性強皮症があり，いずれも皮膚の線維化によって皮膚が硬化する点では共通している．ただ，全身性強皮症は皮膚に加えて内臓器の線維化や血管障害が発生する点で限局性強皮症とは異なる．

膜）が原因で起こる拘縮で，結合組織が器質的に変化したことに由来する．特に真皮や筋膜は結合組織の主要構成成分であるコラーゲン線維が組織の長軸方向に対して様々な方向に配列しており，皮下組織や滑膜はコラーゲン線維の構成が疎であることから，元来，伸張性に富んでいるといわれている[4]．つまり，これらの組織は不動の影響を受けやすく，結合組織に器質的変化が及ぶと伸張性低下が著しくなり，拘縮が発生する．一方，靱帯と腱はコラーゲン線維が密な構成で，組織の長軸方向に対してコラーゲン線維がほぼ平行に配列していることから，元来，伸張性に乏しいといわれている[5]．したがって，拘縮に対するこれらの組織の影響はさほど強いものではないと考えられている．

② **筋線維性拘縮**

筋節長の短縮や筋原線維の配列の乱れ，Z帯の断裂など，筋線維自体が器質的に変化すると筋原線維間の滑走が制限される可能性があり，このことに由来していると考えられる[6]．ただ，拘縮の発生に伴う骨格筋の伸張性低下に対して筋線維の関与は低いことを示唆する実験結果も報告されており[7]，今後さらなる検討が必要である．

以上のように，筋線維を除いた関節周囲軟部組織のほとんどは結合組織によって構成されているため，拘縮の主原因は結合組織，中でもその主要構成成分であるコラーゲン[3]にあると考えることができる．なお，Hoffaの分類の中にある神経性拘縮は痙縮や筋スパズムなど，中枢・末梢神経の影響で筋収縮が惹起されたことに由来した関節可動域制限を指しているが，これは現在の拘縮の定義の範疇には該当しないことには注意が必要である．

---

[3] 結合組織の主要構成成分であるコラーゲンは生体内のタンパク質の中で最も多く，その形状が線維状であることからコラーゲン線維あるいは膠原線維とも呼ばれる．コラーゲン線維はそれ自体には伸縮性はなく，網目状に織りなされた線維網を形成することで伸張性が発揮される．

2.4 ADL 能力の影響

ADL 能力が車いすレベルにある対象者に比べ，立位・歩行レベルにある対象者のほうが身体活動性が高いということは誰しもが理解していることであろう．つまり，ADL 能力が低いと関節運動の時間も少なくなり，結果的に関節の不動が惹起されることになる．事実，いくつかの先行研究では共通して ADL 能力が低いほど拘縮の発生やその程度が著しくなることを示しており[10,14〜16]，ADL 能力は拘縮の発生要因としてきわめて重要である．また，見方を変えれば拘縮が ADL 能力の低下を引き起こす要因ということもできよう．

2.5 麻痺ならびに痙縮の影響

脳血管疾患の特有な症状との関連性をみると，まず，麻痺が重症なほど拘縮の発生やその程度は著しいとした報告が多い[10,15,16]．ただし，Brunnstrom stage Ⅰの症例では拘縮は顕著でないことから，麻痺そのものというよりも麻痺の回復段階でみられる随伴症状の影響が指摘されている[10]．この随伴症状として特に着目されているものは痙縮であるが，これとの関連性については一定した見解は示されていない．Lowenthal ら[17]は脳血管疾患に合併する拘縮は痙縮が関連すると述べており，Shimada ら[15]の調査結果でも痙縮の存在が拘縮の発生に関連することが示されている．また，成人脳性麻痺者 102 名（男性 49 名，女性 53 名，平均年齢 29.6 歳）を対象とした新田ら[18]の報告でも痙直型はアテトーゼを随伴する患者に比べ拘縮が著しいことが示されている．したがって，痙縮は拘縮の発生やその程度を左右する危険因子であることは間違いない．ただし，Botte ら[19]が述べているように痙縮そのものが拘縮の真の発生要因ではなく，痙縮の発生によって筋収縮が惹起されること，ならびにこの筋収縮が持続して起こり，関節の不動状態が継続されることが強く影響すると推察される．この点に関して小野ら[20]は脳血管疾患 14 名（平均年齢 68.4 歳），15 足関節を対象に発症後 2 週と 4 週の時点で 24 時間の足関節運動と足関節背屈可動域の関係を検討した興味深い報告を行っている．これによれば，発症後 2 週から 4 週にかけての足関節背屈可動域の変化値と Ashworth scale による痙縮評価との間には有意な相関は認められず，この可動域を維持するためには背屈域での関節運動が重要であることが示されている．

以上のように，脳血管疾患における拘縮は麻痺の重症度や痙縮，その他としては感覚障害などが関連するとした指摘もあるが，絶対に忘れてはいけないことは関節の不動が拘縮の発生要因として直接的に関連しているという点である．

2.6　痛みの影響

　末梢組織が傷害を受け痛みが発生している場合（急性痛）だけでなく，末梢組織の傷害が完治，あるいは傷害がないにもかかわらず痛みが発生している場合（慢性痛）のいずれにおいても脊髄後角は感作状態（sensitization）にあり，この影響で運動神経が刺激され，筋スパズムと呼ばれているような筋収縮が惹起される．そして，この状態が持続してしまうと関節の不動も継続されることになり，このことが直接的に影響し，拘縮が発生すると考えられる．また，筋スパズムは一過性の筋収縮ではなく持続的な筋収縮であるため，その発生は末梢組織の乏血を招き，これが続くと新たな痛み物質の生成につながり，いわゆる痛みの悪循環が形成されることになる．加えて，ヒトや動物を用いた実験研究において関節の不動のみでも痛みが惹起される事実が明らかになっており[21,22]，慢性痛の発生メカニズムと考えられている神経系の可塑的変化も関節の不動によって惹起されることが報告されている[22,23]．したがって，痛みの発生による筋収縮の惹起が関節の不動を招き，関節の不動そのものが痛みの増加，あるいは新たな痛みを発生させ，拘縮も発生・進行するといえよう．

2.7　浮腫の影響

　脳血管疾患の上肢の拘縮と浮腫との関連性について検討したShimadaら[15]の報告では，手指などの末梢関節における拘縮の発生は，浮腫の存在が影響しているが，重篤な拘縮へ進行した後は浮腫の存在は影響しないとしている．つまり，浮腫は拘縮の発生初期段階でなんらかの影響を及ぼしている可能性が高い．

　外傷後の炎症期は，末梢血管の透過性亢進により傷害部周囲は組織液が貯留し，同時に好中球やマクロファージ，線維芽細胞などの細胞浸潤もみられ，これらによりコラーゲンの増生を生み出すことがある．また，このような状態が

継続するとその周囲軟部組織は低栄養，低酸素状態に強いられ，壊死を生じ，これを貪食する目的で細胞浸潤も活発となる．特に，筋線維はこの影響を受けやすく，再生が困難な場合は消化された筋線維を置換するようにコラーゲンの増生がみられる．このように，浮腫（腫脹）の発生は軟部組織の器質的変化を生み出すため，拘縮の発生に直接的な影響を及ぼす可能性がある．

　一方，炎症期は必ずといってよいほど痛みを伴い，マクロファージなどから産生される炎症性サイトカインは痛みの増強を生む．つまり，浮腫（腫脹）のみでは関節の不動は惹起されにくいが，痛みが共存することで関節の不動状態が継続されると思われる．また，このことにより筋ポンプ作用（muscle pumping）が減弱すると浮腫の助長につながり，いわゆる悪循環が形成されることになる．したがって，浮腫は拘縮の発生・進行において直接的にも間接的にも影響を及ぼす可能性があると思われる．

2.8　非障害側への影響

　これまで述べてきたこと以外に，われわれがその実態を認識しておく必要があるのは，非障害側においても拘縮が発生するという点である．135名の脳血管疾患患者（平均年齢74.4歳）を対象に行われた福屋[14]の調査結果によると，46名（34.1％）の対象者は非麻痺側に拘縮が認められており，257名の脳血管疾患患者（平均年齢67.7歳）を対象に行われた末永ら[24]の調査結果でも39名（15.2％）に非麻痺側上下肢の拘縮が認められている．さらに，6カ月以上（範囲6カ月～10年，平均3.1年）臥床状態が続いている高齢障害者30名について調査した武富ら[25]の報告では，両側の股・膝関節に拘縮が認められたのは24名であり，基礎疾患の中で両側性疾患は3名であることを考えると非障害側にも拘縮が発生していることは明白である．このように，非障害側における拘縮の発生は身体活動性の低下によって関節の不動が惹起されたことそのものを示していると考えられる．加えて，先に示した罹病期間やADL能力についても身体活動性の低下による関節の不動を惹起したり，促進したりする要因であることから，関節の不動をいかに少なくするかが治療的観点からも非常に重要であるといえる．

3 拘縮の発生メカニズム

3.1 拘縮の発生・進行状況

　前述したように，拘縮はその発生要因が何であれ関節の不動が直接的な誘因になっており，不動期間が長くなるほど進行する．このようなことは医療専門職者の多くが経験的に認識していることであるが，残念ながら実際の患者の拘縮の推移を縦断的に調査したデータはほとんど示されていない．しかし，拘縮の実験動物モデルにおいてはこの点に関するデータが存在することから参考にすべきであり，これを基に拘縮の病期の臨床推論へとつなげることも可能である．そこで，ここでは自験例におけるラットの足関節尖足拘縮を例に挙げ，不動期間の延長に伴ってどのような推移をたどるのかを紹介する[26]．

　足関節尖足拘縮はラットの両側足関節を最大底屈位の状態でギプスにより不動化することで作製し，1，2，4，8，12週間（各5匹，検索関節数：10関節）不動化させた後の足関節背屈可動域を調査した．具体的には各不動期間が終了した後にラットを麻酔し，股・膝関節を最大屈曲位とした状態で硬度計を用いて足関節を 0.3N の張力で背屈させ，その際の背屈角度を可動域とした．そして，基本軸を膝関節裂隙中央と腓骨外果を結ぶ線，移動軸を腓骨外果と第 5 中足骨頭を結ぶ線とし，分度器を用いて足関節背屈角度を 5°単位で測定した．なお，無処置のラット（以下，対照群）の足関節背屈角度を同様の方法で測定したところ個体間のバラツキは認められず，160°と一定しており，これを参考可動域とみなしている．結果，不動 1 週後の足関節背屈角度の平均値は 124.0°であり，対照群に比べ 36.0°の制限が認められた．また，不動 2 週後は 52.0°，不動 4 週後は 87.0°，不動 8 週後は 101.0°，不動 12 週後は 112.5°の制限が認められた（図Ⅱ-2）．

　以上のように，拘縮は関節をわずか 1 週間不動状態に曝すだけで発生し，その後は不動期間の延長に伴って進行することは明らかである．しかし，興味深い点として上記の実験動物モデルにおいては不動 1 カ月までは 87.0°の制限が

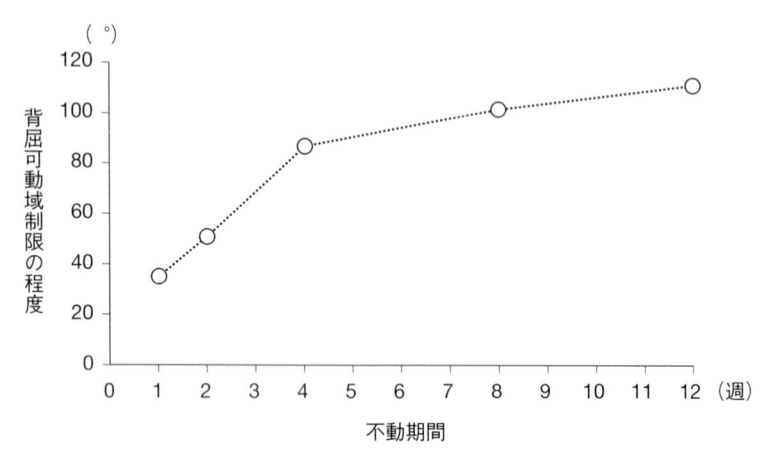

図Ⅱ-2 不動期間の延長に伴う拘縮の推移（文献1）p58より引用）
　この実験では，ラットの両側足関節を最大底屈位の状態でギプスにより不動化することで尖足拘縮を惹起させ，1，2，4，8，12週間不動化した後の足関節背屈可動域を調査した．結果，不動1週後で36.0°，不動2週後で52.0°，不動4週後で87.0°，不動8週後で101.0°，不動12週後で112.5°の制限が認められた

認められるのに対し，それ以降は2カ月経過しても25.5°の制限しか認められないことが挙げられ，拘縮の進行は不動を開始して1カ月以内が著しいといえ，同様の結果はラットの膝関節屈曲拘縮モデルでも示されている[1,26]．そして，このことは不動による関節周囲軟部組織の器質的変化がどのような進行過程をたどるのかということと関連していると思われる．

3.2 不動期間の延長に伴う拘縮の責任病巣の推移

　拘縮は，その発生要因が何であれ関節の不動が直接的な誘因となっていると考えられる．また，不動期間は拘縮の重症度を左右する重要な要因であり，このことは不動期間の延長に伴って拘縮の責任病巣の中心が変化することが影響していると考えられる．そして，拘縮の定義から考えると，皮膚，骨格筋，靱帯，関節包などといった関節周囲軟部組織のすべてが拘縮の責任病巣として関与する可能性があるが，正常な関節運動の生理的制限として，その寄与率が高いのは骨格筋と関節包といわれており[5]，これらの組織が拘縮の責任病巣の中心となっている可能性は高い．実際，ラットの実験動物モデルを用いた検索で

は，膝関節を屈曲位で不動化することで惹起される屈曲拘縮モデルでは不動2週後まで，足関節を底屈位で不動化することで惹起される尖足拘縮モデルでは不動4週後まで，骨格筋が拘縮の責任病巣の中心であることが明らかとなっており，それ以上の不動期間になると，関節包が拘縮の責任病巣の中心になるとされている[26,27]．また，前述の足関節尖足拘縮モデルの検索結果では，各不動期間とも拘縮の発生に伴う関節可動域制限の約1割は皮膚の変化に由来することも明らかになっている[27]．一方，靱帯に関しては，関節の不動によって力学的に脆弱になることから，拘縮の責任病巣としての靱帯の関与については否定的である．

　以上のように，骨格筋と関節包が拘縮の責任病巣の中心ではあるが，皮膚もその一部として関与している可能性がある．そこで，ここからは骨格筋，関節包ならびに皮膚に焦点をあて，これらの変化に基づいた拘縮の発生メカニズムを概説する．

3.3　骨格筋の変化に基づく拘縮の発生メカニズム

1）拘縮発生時の骨格筋の変化

　拘縮発生時の骨格筋を触知すると「硬く，伸びない」という感覚を覚えるが，これは骨格筋の解剖学的変化としての筋長の短縮と機能的変化としての伸張性低下が生起しているためである．ただ，筋長の短縮は1週間という短期の不動で生じるものの，その程度は不動期間を延長しても変化しないことから拘縮の進行には関連はないと考えられる[28]．これに対し，伸張性低下は不動期間の延長に伴って著しくなることから，拘縮の進行に強い関連があるといえよう[29]．そして，骨格筋の伸張性は主に筋線維と筋膜によって発揮されるが，最近の研究結果[7]を踏まえると，拘縮発生時にみられる骨格筋の伸張性低下は主に筋膜，中でもその主要構成成分であるコラーゲンの変化が影響していると考えられ，以下，この点について概説する．

2）筋膜の構造特性とその伸張性

　骨格筋には，その最外層を覆う筋上膜といくつかの筋線維を束ね，それを覆う筋周膜ならびに個々の筋線維を包む筋内膜といった3種類の筋膜が存在する（図Ⅱ-3）．そして，これら筋膜は結合組織の基本構成をとり，その主要構成成

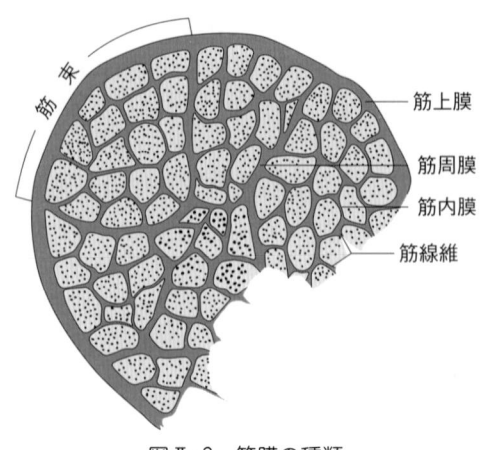

図Ⅱ-3　筋膜の種類
（文献1）p100より引用）

分はコラーゲンである．ただ，筋上膜と筋周膜はコラーゲンの中でも硬度が要求される組織で含有率が高いタイプⅠコラーゲンが多く，組織学的にも比較的厚い構造となっているのに対し，筋内膜は伸張性や柔軟性が要求される組織で含有率が高いタイプⅢコラーゲンが多く，組織学的には薄い構造で，これらのことは筋上膜や筋周膜よりも伸張性に富んでいることを示唆している[30]．また，筋内膜を構成する個々のコラーゲン線維には十分な可動性があり，骨格筋の弛緩・伸張に相まってコラーゲン線維に配列変化が生じることも明らかになっており（図Ⅱ-4），この点も筋内膜が伸張性に富んでいることを裏づけている[31]．

3）骨格筋の線維化

組織内のコラーゲン含有量は，その伸張性を規定する要因の1つで，病的に組織内のコラーゲン含有量が増加すると組織の伸張性低下が惹起され，このような現象は一般に線維化（fibrosis）と呼ばれている．実際，骨格筋は1, 2週間という短期の不動状態に曝すだけでコラーゲン含有量が増加し，筋周膜や筋内膜には肥厚が認められており[1]（図Ⅱ-5），これらの変化は線維化の徴候を示唆している．そして，重篤な拘縮を呈した患者の骨格筋標本の組織観察の結果では，本来筋線維が存在する部位に緻密なコラーゲンの増生が認められており，これは顕著な線維化を意味している[1]．したがって，不動は骨格筋内のコラー

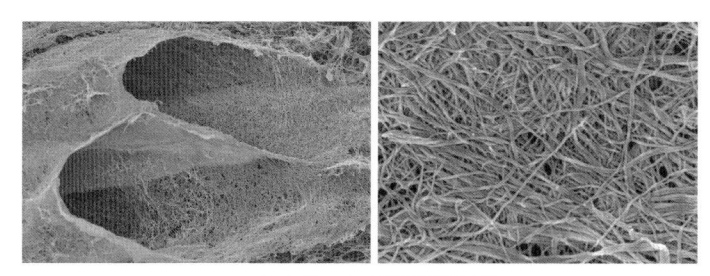

a：筋内膜の走査電子顕微鏡像

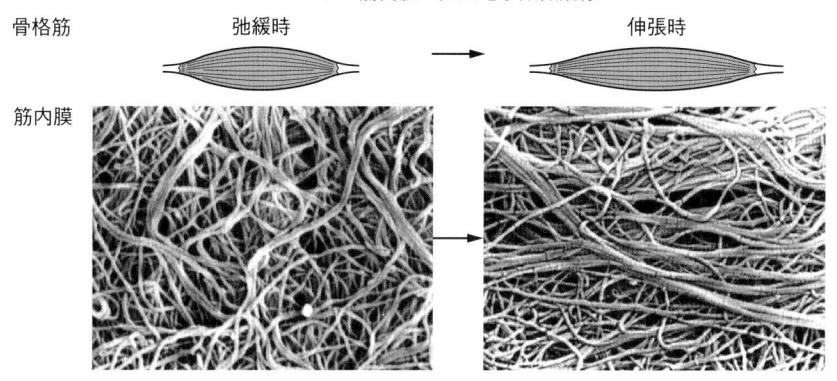

骨格筋　　　　弛緩時　　　　　　　　　　伸張時

筋内膜

b：骨格筋の弛緩・伸張に伴うコラーゲン線維の配列変化
図Ⅱ-4　筋内膜の形態と骨格筋の弛緩・伸張に伴うコラーゲン線維の配列変化
（文献1）p101より引用）

ゲンの増生，すなわち線維化の発生を助長する可能性が高く，この変化は骨格筋由来の拘縮の発生メカニズムの1つと考えられる．

加えて，最近では不動に伴う骨格筋の線維化の本態も明らかになりつつある．具体的には，骨格筋を不動状態に曝すと筋周膜や筋内膜においてタイプⅠ・Ⅲコラーゲンのいずれもが増加すると報告されており[1]，前述した不動に伴う骨格筋の線維化はタイプⅠ・Ⅲコラーゲンの増加によるものと推測される．また，筋内膜のタイプⅠコラーゲンにおいては，不動4週後まで，その期間の延長に伴って増加が認められており[1]，この変化は骨格筋由来の拘縮の進行メカニズムに関与していると推察される（図Ⅱ-6）．

4）筋内膜におけるコラーゲン線維の配列変化

前述したように，筋内膜の伸張性はそれを構成する個々のコラーゲン線維が

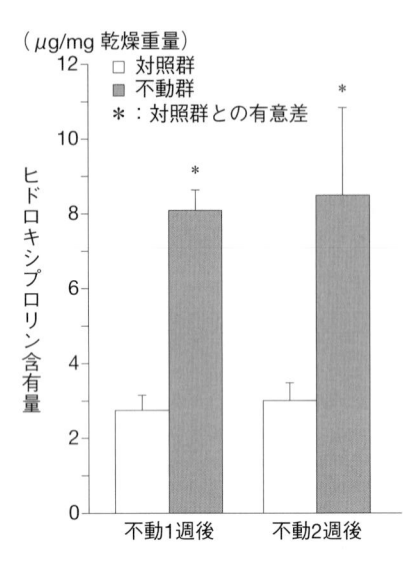

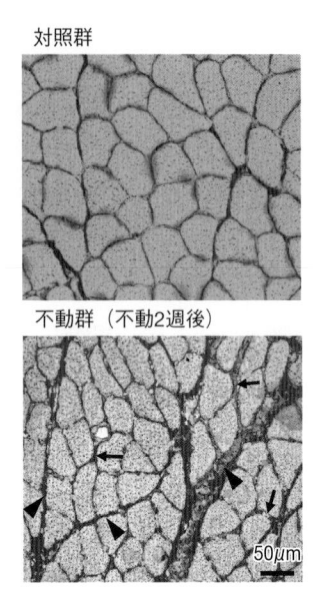

図Ⅱ-5　不動に伴う骨格筋の線維化（文献32,33）より改変引用）
a：不動に伴うコラーゲン含有量の変化　　b：不動に伴う筋周膜・筋内膜の変化

a：ラット足関節を最大底屈位で1, 2週間不動化した後のヒラメ筋を生化学的検索に供し，コラーゲン特有の構成アミノ酸であるヒドロキシプロリン含有量を定量した結果であり，不動1, 2週後とも対照群より有意な増加が認められている
b：同様のモデルのヒラメ筋の組織切片をピクロシリウス・レッド染色した結果であり，不動群には筋周膜（矢頭）や筋内膜（矢印）に肥厚が認められている

十分に可動することで発揮される[31]．つまり，筋内膜のコラーゲン線維は骨格筋の弛緩・伸張に相まって配列変化が生じるといえ，逆に円滑な配列変化が生じなければ，筋内膜，ひいては骨格筋そのものの伸張性も低下してしまうことになる．そして，骨格筋は1, 2週間という短期の不動状態に曝しても，筋内膜においては正常な場合と同様にコラーゲン線維の配列変化が認められるが，不動状態を4週間以上に延長すると，コラーゲン線維の配列変化は認められなくなる[35]（図Ⅱ-7）．したがって，骨格筋は比較的長期にわたって不動状態に曝されると筋内膜を構成する個々のコラーゲン線維の可動性が減少し，筋内膜の伸張性低下が惹起されると考えられ，これは骨格筋由来の拘縮の進行メカニズムに関与していると推察される．

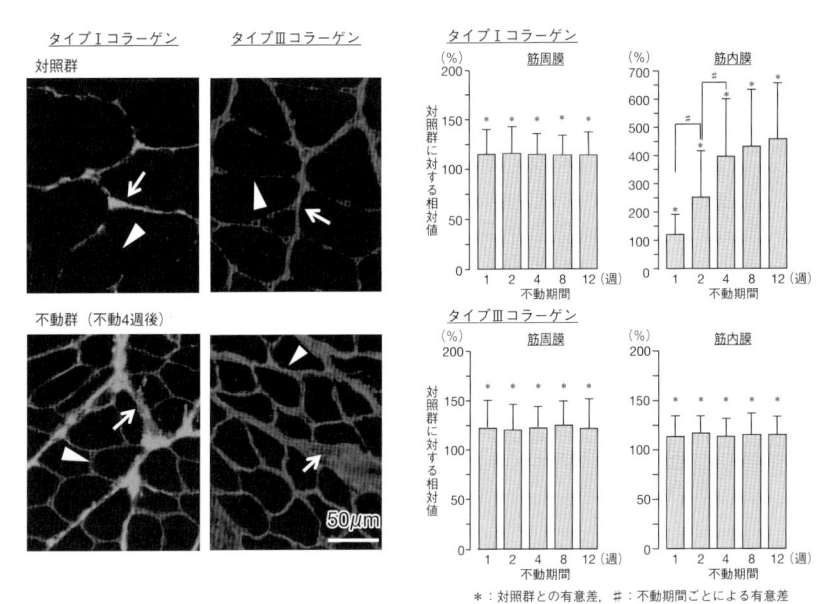

a：タイプⅠ・Ⅲコラーゲンに対する蛍光免疫染色像
b：筋周膜，筋内膜におけるタイプⅠ・Ⅲコラーゲンの変化

図Ⅱ-6　不動に伴う筋周膜，筋内膜のコラーゲンタイプの変化

（文献34）より改変引用）

a：ラットヒラメ筋のタイプⅠコラーゲン（左図），タイプⅢコラーゲン（右図）に対する蛍光免疫染色像で，上段が対照群，下段が足関節を最大底屈位で4週間不動化した群の像である．対照群に比べ不動群は，筋周膜（矢印），筋内膜（矢頭）とも強く発光しているのがわかる．なお，蛍光色素にはタイプⅠコラーゲンは FITC (fluorescein isothiocyanate) を，タイプⅢコラーゲンは texas red を用いている

b：筋周膜，筋内膜それぞれについて，タイプⅠ・Ⅲコラーゲンの蛍光免疫染色像の発光輝度を画像解析し，得られたデータを対照群に対する相対値（％）で表したものである．結果，不動1，2，4，8，12週後とも筋周膜，筋内膜のタイプⅠ・Ⅲコラーゲンはいずれも対照群より高値を示し，しかも，筋内膜のタイプⅠコラーゲンにおいては不動4週後まで，その期間に準拠して有意な増加が認められた

3.4　関節包の変化に基づく拘縮の発生メカニズム

1）関節包の構造特性とその伸張性

　関節包は骨膜から連続して関節全体を覆う構造となっており，外層の線維膜（線維性関節包ともいう）と内層の滑膜に分けられ，いずれも結合組織の基本構

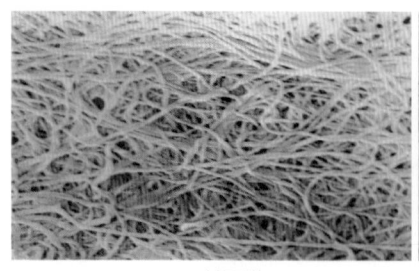

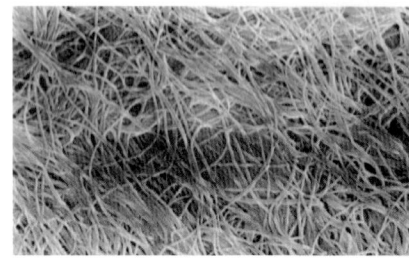

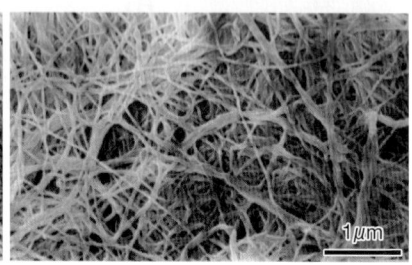

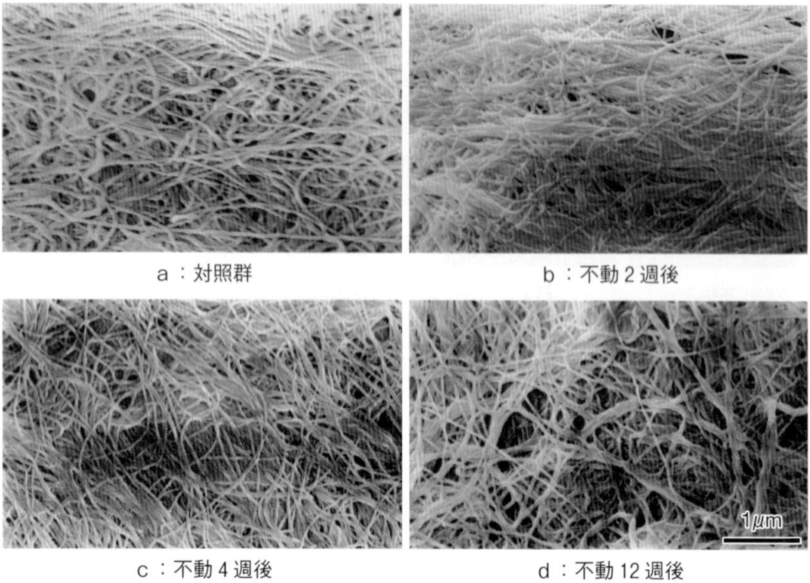

a：対照群　　　　　　　　　　b：不動2週後

c：不動4週後　　　　　　　　d：不動12週後

図Ⅱ-7　不動に伴う筋内膜のコラーゲン線維の配列変化（文献35）より改変引用）
　この実験では，ラット足関節を底屈位で1, 2, 4, 8, 12週間不動化した足関節尖足拘縮モデルのヒラメ筋を検索材料としている．方法として，採取した対照群と不動群のヒラメ筋を同一の負荷量で伸張させた状態を設け，組織固定を行い，その後，筋内膜コラーゲン線維網の形態を走査電子顕微鏡で観察している．この結果によれば，不動2週後までは対照群と同様に筋線維の長軸方向に対して縦走するコラーゲン線維が多く，これは骨格筋の伸張に相まって筋内膜のコラーゲン線維に配列変化が認められたことを意味する．一方，不動4週後以降は多くのコラーゲン線維が筋線維の長軸方向に対して横走しているが，これは骨格筋を伸張しても筋内膜のコラーゲン線維に配列変化が認められなかったためである

成をとる．ただ，線維膜を構成するコラーゲンの多くはタイプⅠコラーゲンであり，その線維束の配列は関節運動の方向と一致している[36,37]．つまり，線維膜の伸張性は乏しく，逆に外力に対する強靱性を有しており，靱帯と同様に関節の安定性に寄与しているといえよう．一方，滑膜を構成するコラーゲンの多くはタイプⅢコラーゲンであり，存在するコラーゲン線維の直径は細く，その量も少なく，線維束をつくることは稀といわれている．また，滑膜の表層（関節腔に向かう面）にあたる滑膜内膜には関節腔内へ飛び出す滑膜ヒダが存在し，大きなものは脂肪細胞を含み，対向する関節面の適合しない部分を補い，関節内の死腔を埋めている[1]．つまり，関節包の伸張性は滑膜に由来するところが

a：対照群　　b：不動2週後　　c：不動4週後　　d：不動12週後

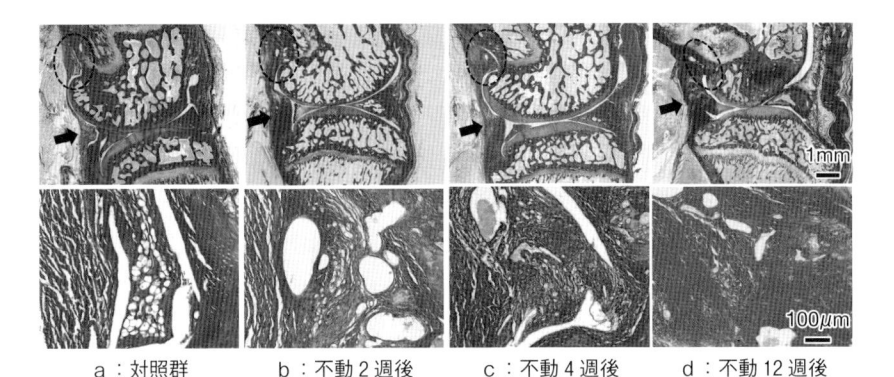

図Ⅱ-8　不動に伴う関節包の変化（文献1）p157より引用）

　この実験では，ラット膝関節を屈曲位で1，2，4，8，12週間不動化した膝関節屈曲拘縮モデルの膝関節組織を材料とし，組織学的検索が行われている．上段は膝関節の全体像を示す矢状断切片の染色像で，下段は上段の染色像の破線で囲んだ部分，すなわち，後方関節包の大腿骨付着部付近の拡大像である．上段の全体像をみると不動期間の延長に伴って後方関節包（矢印）が肥厚しているのがわかる．また，下段の大腿骨付着部付近の拡大像をみると，対照群では滑膜下層に脂肪細胞が存在するが，不動期間の延長に伴い脂肪細胞が萎縮，消失し，その間隙を埋めるようにコラーゲンの増生が認められ，特に，不動12週後ではこれらの変化が顕著である

大きいといえよう．

2）滑膜の線維化

　多くの先行研究において拘縮発生時には滑膜に線維化が発生することが指摘されており，自験例の結果でも不動1週後から滑膜に存在する脂肪細胞に萎縮を認め，その間隙を埋めるようにコラーゲンの増生が認められており，これらの所見は滑膜における線維化の発生を示唆している[1]（図Ⅱ-8）．そして，不動期間の延長に伴って滑膜の線維化は著しくなる傾向にあり，不動4週後以降は関節包全体の肥厚も認められた．そこで，コラーゲンの増生ならびに密生化の状況を画像解析に基づく半定量解析から検討した結果，不動1週後からコラーゲンの増生が生じることが統計学的に証明され（図Ⅱ-9a），あわせて不動2週後以降はコラーゲンの密生化も生じ（図Ⅱ-9b），これらの変化は不動4週後で顕著になることが明らかとなった[1]（図Ⅱ-9a, b）．つまり，これらの結果は不動によって関節包に線維化が発生し，しかも不動期間の延長に伴って線維化が進行することを示唆しているといえよう．

a：線維化の半定量結果

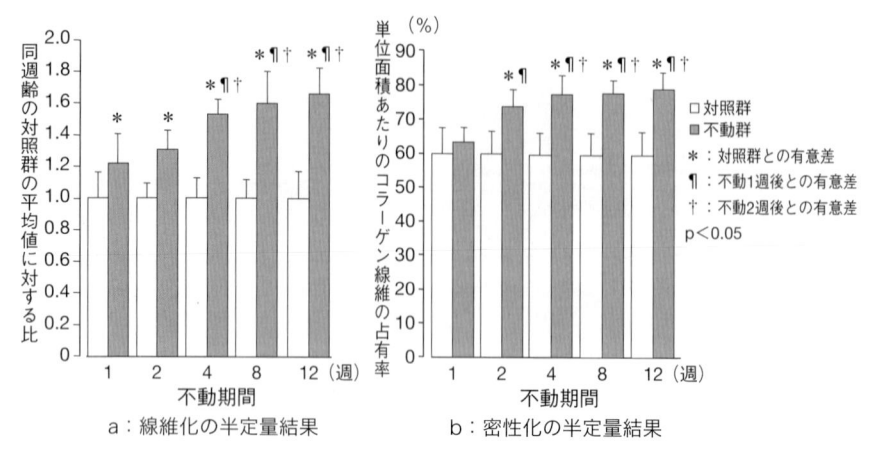

b：密性化の半定量結果

図Ⅱ-9 不動に伴う関節包のコラーゲン増生ならびにその密性化の状況

(文献1) p158より引用)

　図Ⅱ-8で示した検鏡像を用いて後方関節包を同定し，同部位を40倍ならびに400倍の拡大像でコンピューターに取り込んだ．そして，画像処理ソフトを用いて前者の画像において縦・横50μm間隔に格子線を描き，コラーゲン線維上に存在する格子線の交点の総数を算出し，コラーゲンの増生の状況に関して半定量解析を行った (a)．また，後者の画像を用いて，単位面積あたりのコラーゲンの占有率を算出し，コラーゲンの密性化の状況に関して半定量解析を行った (b)．その結果，コラーゲンの増生は不動1週後から生じ (a)，あわせて不動2週後以降はコラーゲンの密性化も生じ (b)，これらの変化は不動4週後で顕著になることが明らかとなった．

3) その他の変化

　その他の変化として先行研究では，隣接する滑膜同士が癒着するとした報告[38,39]や不動期間が4週を超えると滑膜と関節軟骨との間にも癒着が生じ，不動32週後では関節軟骨と癒着した滑膜に顕著なコラーゲンの増生が認められ，関節腔もほぼ閉塞した線維性強直と呼べる状態にまで進行するとした報告もなされている[39]．

　以上のように，拘縮発生時の滑膜における主要な変化としては，コラーゲンの増生に起因した線維化の発生と隣接部位との癒着が挙げられ，これらが関節包由来の拘縮の発生・進行メカニズムに関与していると推察される．

3.5 皮膚の変化に基づく拘縮の発生メカニズム

1）皮膚の構造特性とその伸張性

　皮膚は表層から表皮[4]，真皮，皮下組織に区分されるが，その伸張性は結合組織の基本構成をとる真皮と皮下組織に由来するところが大きい．そして，それらの主要構成成分であるコラーゲンの約80％がタイプⅠコラーゲン，約15％がタイプⅢコラーゲンで，わずかにタイプⅣコラーゲンが存在するという[40]．真皮は非常に密なコラーゲン線維が三次元的に多方向に配列した構造となっており，皮膚が伸張されると真皮のコラーゲン線維が伸張された方向に再配列する．つまり，真皮を構成する個々のコラーゲン線維には可動性があり，これによって伸張性が発揮されており，皮膚に加わる外力や関節運動などによって発生する張力に対応している．一方，皮下組織は大量の脂肪細胞を含んでおり，コラーゲン線維はその周囲や間隙に存在するのみで，非常に疎な構成となっている．つまり，皮下組織はスポンジに例えられるような構造特性を有しており，外力に対する衝撃緩衝性とともに皮膚の伸張性を生み出す重要な部位といえる．

2）皮膚の線維化

　前述したように，皮膚も拘縮の責任病巣の一部に関わってはいるが[27]，その程度は非常に小さく，そのためか，拘縮発生時の皮膚の変化に関してはこれまでほとんど明らかにされていない．

　一方，膠原病の一種である強皮症を呈した患者においては，しばしば皮膚の硬化が認められ，この影響によって拘縮が発生することがあり，実際，Avouacら[41]は強皮症患者120名のうち32名（27％）に手関節掌屈拘縮が認められたと報告している．そして，強皮症における皮膚の硬化のメカニズムに関しては詳細な解明が進んでおり，具体的には皮下組織におけるコラーゲンの増生，すなわち，線維化の発生が指摘されている[42,43]．そこで，この知見を参考に自験例において検索を進めたところ，皮膚も不動状態に曝すだけで様々な変化が生じることが明らかとなってきた．具体的には，不動によって皮下組織の脂肪細胞に

---

[4]表皮を主に構成しているのはケラチノサイト（角化細胞）であり，その間隙を満たす脂質が存在するのみで，コラーゲン線維などの結合組織の構成成分は存在しない．

● 文 献

1) 沖田　実（編）：関節可動域制限　第2版．三輪書店，pp50-68，pp79-92，pp93-134，pp150-165，2013
2) 神中正一（著），天児民和（編）：神中整形外科学．南江堂，pp396-406，1972
3) 安藤徳彦：関節拘縮の発生機序．上田　敏，他（編）：リハビリテーション基礎医学，第2版．医学書院，pp213-222，1994
4) 竹井　仁，他：結合組織の解剖・生理学的基礎．奈良　勲，他（編）：系統別治療手技の展開．協同医書出版社，pp87-100，1999
5) Zachazewski JE：Improving flexibility. Scully RM（eds）：Physical Therapy. JB Lippincott, pp698-738, 1989
6) 沖田　実：関節可動域制限の病態生理．理学療法　**20**：603-611，2003
7) Udaka J, et al：Disuse-induced preferential loss of the giant protein titin depresses muscle performance via abnormal sarcomeric organization. *J Gen Physiol* **131**：33-41, 2008
8) 渡辺英夫，他：健康日本人における四肢関節可動域について—年齢による変化．日整会誌　**53**：275-291，1979
9) 渡辺英夫（編著）：リハビリテーション診療必携　第3版．医歯薬出版，pp11-27，2003
10) 小泉幸毅，他：拘縮の実態．奈良　勲，他（編）：拘縮の予防と治療　第2版．医学書院，pp1-17，2008
11) 藤本大三郎：コラーゲン物語．東京化学同人，pp73-100，1999
12) 小薗康範：Sarcopeniaの発生機序．*Geriat Med* **42**：889-893，2004
13) 小笠原正：拘縮の予防．奈良　勲，他（編）：拘縮の予防と治療　第2版．医学書院，pp67-77，2008
14) 福屋靖子：成人中枢神経障害者の在宅における生活動作と関節拘縮の関係について．理学療法学　**21**：90-93，1994
15) Shimada T, et al：Factors affecting development of contracture in hemiplegic patients. *Bull Allied Med Sci Kobe* **10**：37-44, 1994
16) 武政誠一，他：在宅高齢脳卒中片麻痺者の関節可動域制限とその関連要因．神戸大学医学部保健学科紀要　**12**：9-15，1996
17) Lowenthal M, et al：Contracture in chronic neurogic disease. *Arch Phys Med Rehabil* **38**：640-645, 1957
18) 新田　収，他：脳性麻痺成人の関節可動域の制限に関連する要因の検討．理学療法学　**20**：347-354，1993
19) Botte MJ, et al：Spasticity and contracture：physiologic aspects of formation. *Clin Orthop Relat Res* **233**：7-18, 1988
20) 小野武也，他：脳血管障害患者の麻痺側足関節における底背屈運動と可動域制限発生との関係—発症後1ヶ月以内の定量評価．理学療法学　**30**：288-295，2003
21) Terkelsen AJ, et al：Experimental forearm immobilization in humans induces cold and mechanical hyperalgesia. *Anesthesiology* **109**：297-307, 2008
22) Hamaue Y, et al：Immobilization-induced hypersensitivity associated with spinal cord sensitization during cast immobilization and after cast removal in rats. *J Physiol Sci* **63**：401-408, 2013
23) Ushida T, et al：Changes in dorsal horn neuronal responses in an experimental wrist contracture model. *J Orthop Sci* **6**：46-52, 2001
24) 末永英文，他：脳卒中後片麻痺患者の合併症の発生頻度とその関連要因．神戸大学医学部保健学科紀要　**14**：1-9，1998

25) 武富由雄, 他：ねたきり老人の下肢拘縮の実態. PT ジャーナル **28**：853-856, 1994
26) Trudel G, et al：Contractures secondary to immobility：Is the restriction articular or muscular ? An experimental longitudinal study in the rat knee. *Arch Phys Med Rehabil* **81**：6-13, 2000
27) 岡本眞須美, 他：不動期間の延長に伴うラット足関節可動域の制限因子の変化―軟部組織（皮膚・筋）と関節構成体由来の制限因子について. 理学療法学 **31**：36-42, 2004
28) 沖田　実, 他：拘縮の病態とストレッチング. 理学療法探求 **3**：29-36, 2000
29) 沖　貞明, 他：不動性萎縮筋における筋性拘縮の発生と進行. 運動・物理療法 **9**：38-41, 1998
30) Light N, et al：Characterization of muscle epimysium, perimysium and endmysium collagens. *Biochem J* **219**：1017-1026, 1984
31) Purslow PP, et al：The morphology and mechanical properties of endomysium in series-fibred muscle：variations with muscle length. *J Muscle Res Cell Motil* **15**：299-308, 1994
32) 沖田　実, 他：関節可動域制限. 沖田　実, 他（編）：機能障害科学入門. 神稜文庫, pp213-265, 2010
33) 沖田　実, 他：痛みと拘縮―骨格筋の変化からみた拘縮の実態. 日本運動器疼痛研会誌 **2**：31-38, 2010
34) 沖田　実：痛みに伴う機能障害. 松原貴子, 他（編）：ペインリハビリテーション. 三輪書店, pp157-174, 2011
35) Okita M, et al：Effects of reduced joint mobility on sarcomere length, collagen fibril arrangement in the endmysium and hyaluronan in rat soleus muscle. *J Muscle Res Cell Motil* **25**：159-166, 2004
36) Kleftogiannis F, et al：Characterization of extracellular matrix macromolecules from bovine synovial capsule. *J Orthop Res* **12**：365-374, 1994
37) Izumi T, et al：Stretching positions for the posterior capsule of the glenohumeral joint：strain measurement using cadaver specimens. *Am J Sports Med* **36**：2014-2022, 2008
38) Trudel G, et al：Localized and adaptive synoviocyte proliferation characteristics in rat knee joint contractures secondary to immobility. *Arch Phys Med Rehabil* **84**：1350-1356, 2003
39) 細　正博：関節構成体による拘縮の病理と病態. 奈良　勲, 他（編）：拘縮の予防と治療 第2版. 医学書院, pp23-37, 2008
40) 小川和朗：人体組織学 2―結合組織・皮膚とその付属器. 朝倉書店, pp257-265, 1984
41) Avouac J, et al：Radiological hand involvement in systemic sclerosis. *Ann Rheum Dis* **65**：1088-1092, 2006
42) Kirk TZ, et al：Myofibroblasts from scleroderma skin synthesize elevated levels of collagen and tissue inhibitor of metalloproteinase（TIMP-1）with two forms of TIMP-1. *J Biol Chem* **270**：3423-3428, 1995
43) Christner PJ, et al：The tight skin 2 mouse：an animal model of scleroderma displaying cutaneous fibrosis and mononuclear cell infiltration. *Arthritis Rheum* **38**：1791-1798, 1995

第Ⅲ章 拘縮の実態

1 臨床における拘縮の発生状況

1.1 対象者と対象関節

　青梅慶友病院（以下，当院）は，許可病床数が736床の療養型病院である．入院患者に対する拘縮対策を2007年より開始し，その効果検証のため翌年4月より2カ月ごとに関節可動域の測定を行ってきた．そこで本稿ではそのデータに基づいて，エンド・オブ・ライフケアの対象となる障害高齢者における拘縮の発生状況について整理することとする．

　療養型病院の場合，入院期間は長期化する傾向にあり，死亡による退院も少なくない．このことは入院から退院に至る過程において身体機能やADL能力が変化する可能性を意味するため，関節可動域の測定値をもって拘縮の状態を示すにしても，横断的なデータでは一面をあらわすに過ぎない．したがって，入院時，入院中，そして死亡退院時という3つの時期・期間に区分したうえで，そこでの具体的な関節可動域から人生の最終ステージにおける拘縮の発生状況を示すこととする．

　対象者の概要を表Ⅲ-1にまとめた．入院時における分析対象者は，当院に2008年4月～2013年6月までに入院した1,475名のうち関節可動域を測定できた1,342名とした．そして，入院からの経時的変化については，1,342名のうち3年以上在院した188名を対象に1年ごとの推移を示した．また，死亡退院時の分析については同じ期間内において死亡退院となった884名のうちデータが残る660名を対象に，死亡退院直近の測定値から"最期の姿"を示すこととした．

　調査した関節とその運動方向は，肩関節外転（図Ⅲ-1a），肘関節伸展（図Ⅲ-1b），膝関節伸展（図Ⅲ-1c），足関節背屈（図Ⅲ-1d）であるが，足関節については測定期間が2年未満であるため経時的変化は1年後のみとし，対象者も入院時が354名，1年後が43名，死亡退院時が91名であった．また，入院時から3年後の経時的変化については，対象者をさらに性別，年齢，基礎疾患，日常生

表 Ⅲ-1　対象者の概要

		肩・肘・膝関節			足関節		
		入院時	経時的変化（入院時〜3年後）	死亡退院時	入院時	経時的変化（入院時〜1年後）	死亡退院時
対象者数（名）		1,342	188	660	354	43	91
男：女（名）		514：828	38：150	317：343	144：210	12：31	49：42
平均年齢（歳±標準偏差）		85.5±7.4	84.6±7.3	86.8±7.5	85.8±7.7	85.8±7.5	85.8±8.1
年齢区分（名）	後期高齢者（84歳以下）	507	75	238	131	14	34
	超高齢者（85歳以上）	835	113	422	223	29	57
基礎疾患（名）	脳血管疾患	347	70	270	58	10	11
	運動器疾患	145	23	55	42	8	5
	精神疾患	403	62	155	115	11	26
	その他	447	33	180	139	14	49
障害高齢者の日常生活自立度（名）	ランクA	169	21	12	57	13	1
	ランクB	725	123	169	193	21	28
	ランクC	448	44	479	104	9	62

活自立度によって分類し，関節可動域の推移に影響を及ぼす要因について検討した．加えて，先行研究[1]で調査されている一般的なリハビリテーションの対象者の関節可動域との比較も行った．

　対象者に対する関節可動域の測定は，ゴニオメーターと呼ばれる角度計を用い，「関節可動域表示ならびに測定法（日本整形外科学会，日本リハビリテーション医学会，1995）」[2]に基づいて行った．測定した関節可動域は5°単位で記録し，そのデータは平均値±95%信頼区間で表記した．なお，肘関節伸展，膝関節伸展，足関節背屈に関しては基準となる参考可動域に満たない場合にマイナスで表記し，データを集計した．

1.2　人生の最終ステージにおける拘縮の発生状況

1）入院時の状態

　入院時における平均可動域は，肩関節外転が124.6±1.2°，肘関節伸展が

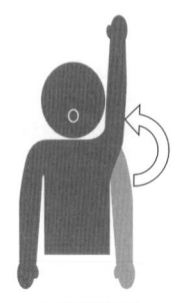

a：肩関節外転
体側に下ろした腕を真横に開き，その軌道のまま耳の横まで腕を上げたときの肩関節の動き．
参考可動域：180°

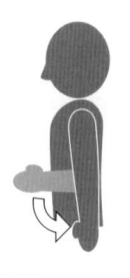

b：肘関節伸展
肘を曲げた状態から伸ばすときの肘関節の動き．図は屈曲90°からの伸展運動．
参考可動域：5°

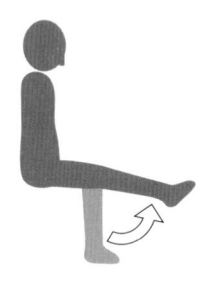

c：膝関節伸展
膝を曲げた状態から伸ばすときの膝関節の動き．図は屈曲90°からの伸展運動．
参考可動域：0°

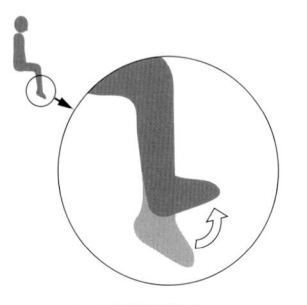

d：足関節背屈
つま先を上げるときの足関節の動き．図は底屈（つま先下がり）からの背屈運動．
参考可動域：20°

図Ⅲ-1　測定した関節と運動方向

$-5.7\pm0.5°$，膝関節伸展が$-9.2\pm0.5°$，足関節背屈が$9.3\pm0.9°$であり（図Ⅲ-2），それぞれの参考可動域と比較すると，肩関節外転は69％，足関節は46％の可動範囲しかなく，肘・膝関節においては双方とも完全伸展できない状態であった．つまり，これらの結果は程度に差はあるものの，いずれの関節においても入院時にすでに拘縮が発生していることを示している．

図 Ⅲ-2 入院時の関節可動域

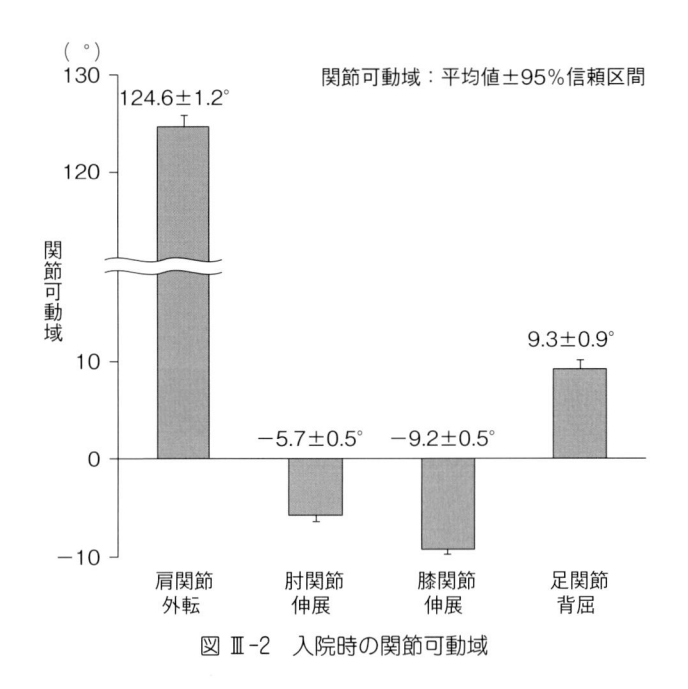

2）入院時からの経時的変化

　入院時からの経時的変化をみると，いずれの関節においても1年ごとに関節可動域は減少し（図Ⅲ-3），肩関節外転では入院時の125.3°から3年後には109.4°と15.9°の減少が認められた．同様に，肘関節伸展では−6.0°から−13.6°と7.6°の減少が，膝関節伸展では−10.0°から−16.5°と6.5°の減少が認められ，これらの変化は統計学的にも有意なものであった．つまり，以上の結果から，肩・肘・膝関節の関節可動域は3年間で10°前後減少し，時間の経過とともに拘縮が進行することが示されている．ただ，年単位でみると，5°以下の減少にとどまっており，日常生活場面では実感しにくい緩やかな変化ともいえる．また，足関節背屈においては入院時の9.9°から1年後には8.5°と1.4°しか減少しておらず，統計学的にも有意なものではなかった．

3）死亡退院時の状態

　死亡退院時の調査対象となった660名の平均在院期間は0.9±1.1年，関節

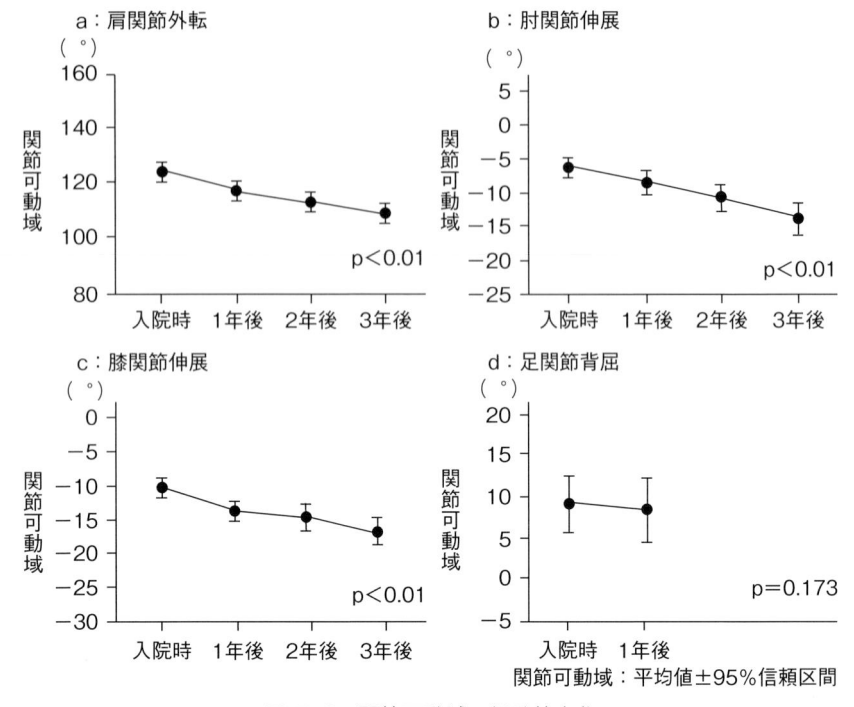

図 Ⅲ-3　関節可動域の経時的変化

　肩・肘・膝関節の関節可動域は3年間で10°前後減少し，その経時的変化をFriedman検定をした結果，有意差を認めた．一方，足関節に関しては1年後の変化であるものの1.4°の減少にとどまっており，対応のあるt検定の結果，有意差も認められなかった

　可動域の最終測定日から死亡退院までの期間は平均29.0±17.5日であった（ここでのデータ表記は平均値±標準偏差で示している）．
　死亡退院時の平均可動域は，肩関節外転が109.6±1.8°，肘関節伸展が−10.1±1.0°，膝関節伸展が−11.3±0.8°，足関節背屈が7.2±1.8°であった（図Ⅲ-4）．入院時に対象となった1,342名の測定値と比べると，すべての関節で可動域の減少が認められており，特に肩関節外転では著しい変化となっている．双方の対象者が異なるため入院時と直接比較することはできないが，前述の経時的変化の延長線上に死亡退院時の状態があり，そこに至るまでに拘縮が進行する傾向にあることが示された．

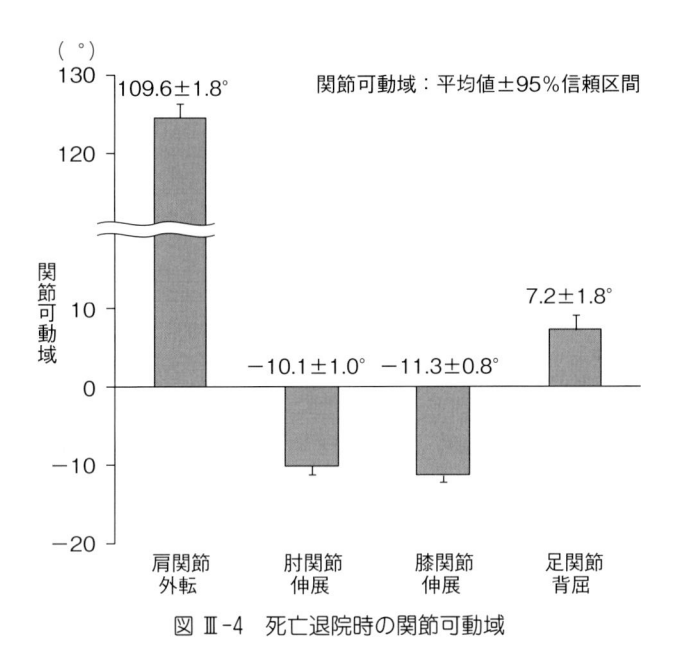

図Ⅲ-4 死亡退院時の関節可動域

1.3 経時的変化に影響を及ぼす要因

　ここでは対象者を性別，年齢，基礎疾患，日常生活自立度によって分類し，関節可動域の経時的変化に影響を及ぼす要因について検討した．なお，対象者は前項の経時的変化と同様であり，肩関節外転，肘関節伸展，膝関節伸展が188名，足関節背屈が43名である．

1）性別の影響

　男性と女性とで各関節における平均可動域を比較した結果，入院時ならび経時的変化のいずれにおいても，すべての関節で性別による有意差は認められなかった（図Ⅲ-5）．つまり，拘縮の発生状況やその進行状況に関しては性差の影響は受けないといえよう．

2）年齢の影響

　後期高齢者にあたる84歳以下の者と超高齢者にあたる85歳以上の者とで各

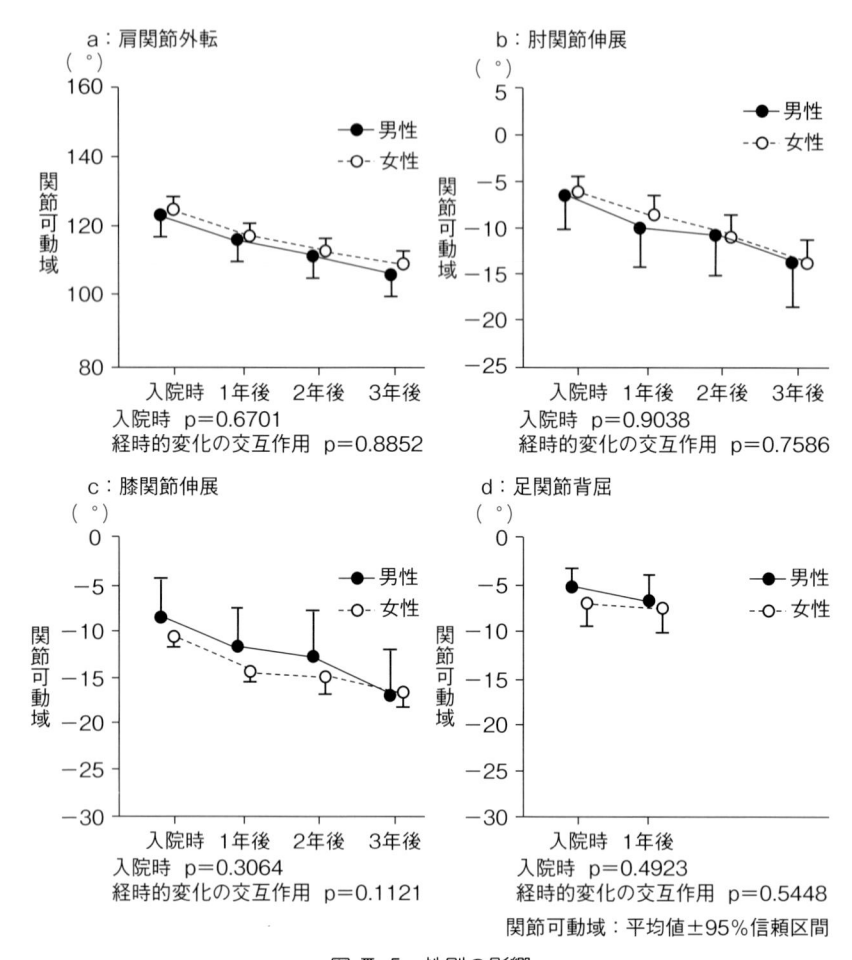

図 Ⅲ-5 性別の影響

a：肩関節外転
入院時 p=0.6701
経時的変化の交互作用 p=0.8852

b：肘関節伸展
入院時 p=0.9038
経時的変化の交互作用 p=0.7586

c：膝関節伸展
入院時 p=0.3064
経時的変化の交互作用 p=0.1121

d：足関節背屈
入院時 p=0.4923
経時的変化の交互作用 p=0.5448

関節可動域：平均値±95％信頼区間

統計処理として，まず入院時における性差を対応のない t 検定で比較し，経時的変化の性差については反復測定による分散分析の交互作用の結果から検討した．なお，すべての統計手法とも有意水準は5％未満とした．結果，すべての関節において入院時には性差による有意差は認められず，経時的変化に関しても交互作用に有意差は認められなかった

　関節における平均可動域を比較した結果，入院時ならび経時的変化のいずれにおいてもすべての関節で年齢区分による有意差は認められなかった（図Ⅲ-6）．つまり，後期高齢者と超高齢者では拘縮の発生状況やその進行状況に差はない

a：肩関節外転
入院時 p=0.5497
経時的変化の交互作用 p=0.3971

b：肘関節伸展
入院時 p=0.3455
経時的変化の交互作用 p=0.2089

c：膝関節伸展
入院時 p=0.3117
経時的変化の交互作用 p=0.2047

d：足関節背屈
入院時 p=0.0790
経時的変化の交互作用 p=0.5682

関節可動域：平均値±95％信頼区間

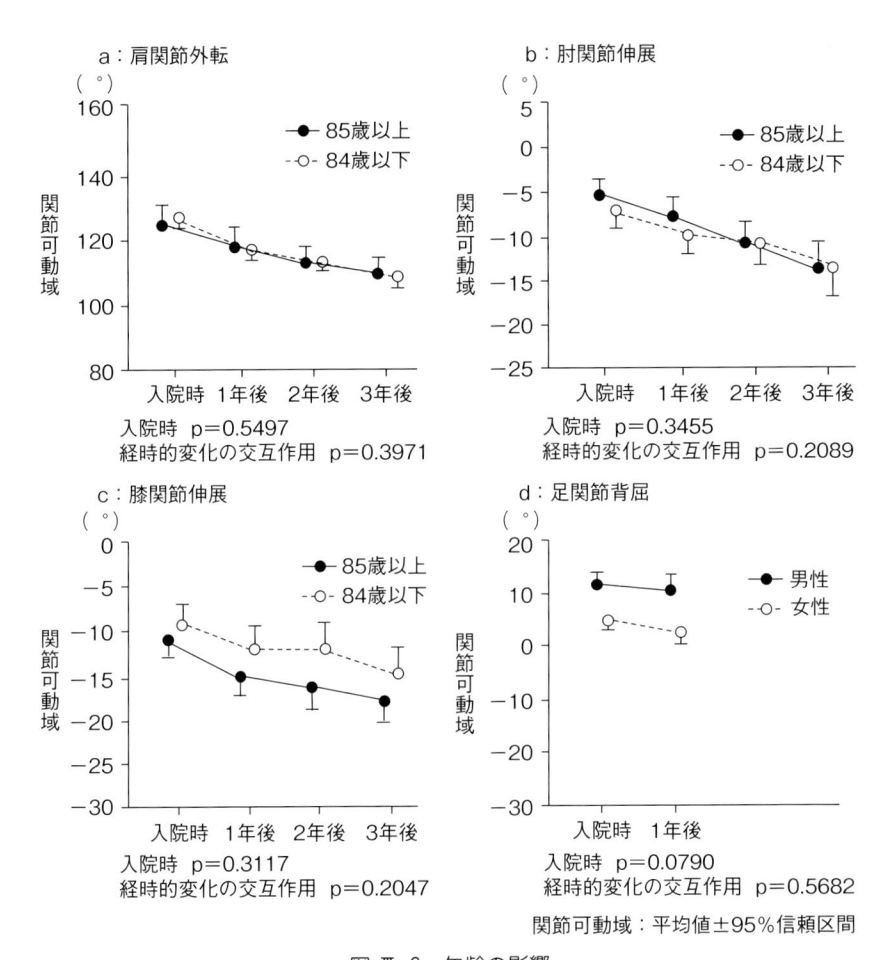

図 Ⅲ-6　年齢の影響

　統計処理として，まず入院時における年齢区分による差を対応のないt検定で比較し，経時的変化の年齢区分による差については反復測定による分散分析の交互作用の結果から検討した．なお，すべての統計手法とも有意水準は5％未満とした．結果，すべての関節において入院時には年齢区分による有意差は認められず，経時的変化に関しても交互作用に有意差は認められなかった

ことが示され，この理由としては加齢による関節周囲軟部組織の器質的変化がすでに双方の年齢区分の対象者に生じているためと推察される．

3）基礎疾患の影響

対象者をその基礎疾患によって脳血管疾患，運動器疾患，精神疾患，その他の疾患に区分し，各関節における平均可動域を比較した．その結果，入院時においては肩関節外転と肘関節伸展，膝関節伸展に有意差が認められ，いずれの関節の可動域においても脳血管疾患が低値を示す傾向にあった．一方，経時的変化に関してはすべての関節で基礎疾患の違いによる有意差は認められなかった（図Ⅲ-7）．つまり，基礎疾患に脳血管疾患を抱える対象者は入院時にすでに重篤な拘縮が発生している可能性があるものの，拘縮の進行状況に関しては疾患を問わず生じることが示唆された．

4）日常生活自立度の影響

対象者を障害高齢者の日常生活自立度判定基準で区分すると，ランクA，B，Cに区分され，ランクJに該当する者はいなかった．そして，この区分に基づいて各関節における平均可動域を比較した結果，入院時においてはすべての関節で有意差が認められ，ランクCがランクA・Bより有意に低値を示していた．しかしながら，経時的変化に関しては足関節を除いたすべての関節で日常生活自立度の違いによる有意差は認められなかった（図Ⅲ-8）．つまり，日常生活自立度の低いランクCに該当する者は入院時にすでにすべての関節に重篤な拘縮が発生しているといえる．ただ，拘縮の進行状況に関しては日常生活自立度にかかわらず生じる可能性があることが示唆された．

1.4 一般的なリハビリテーションの対象者との比較

これまで示した拘縮の発生・進行状況は，当院に入院となった障害高齢者の例であるが，言い換えればエンド・オブ・ライフケアの対象者の実態ともいえる．では，一般的なリハビリテーションの対象者との間にはどの程度の差があるのだろうか．それを確認するため，先行研究とのデータ比較を行った．比較には，小泉ら[1]によって報告された一般的なリハビリテーションの対象者（以下，一般例）と，先に述べた当院の死亡退院者（以下，当院例）のデータを用いた（表Ⅲ-2）．なお，当院の関節可動域測定結果である肩・肘・膝・足関節のそれぞれの運動方向について，一般例では実測値ではなく参考可動域に対する割合で示されていることから，当院のデータも同様の処理を行った[1]．

1. 臨床における拘縮の発生状況　63

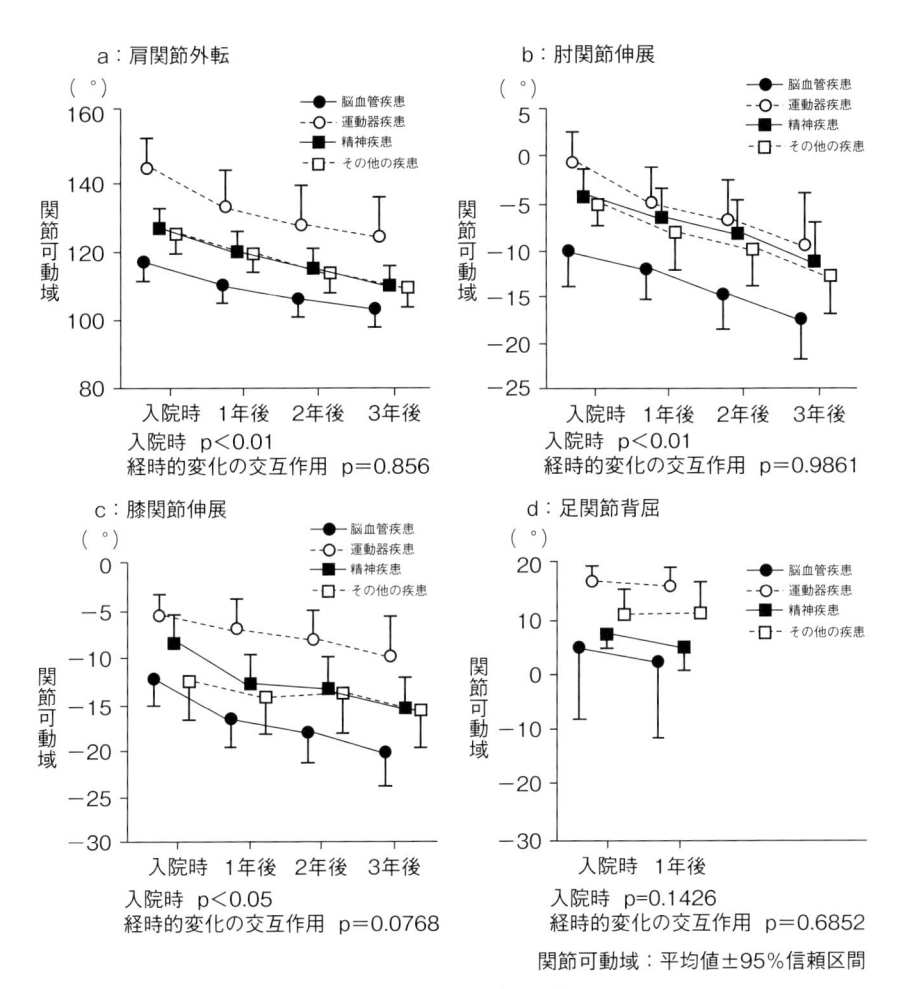

図 Ⅲ-7　基礎疾患の影響

a：肩関節外転　入院時 p＜0.01　経時的変化の交互作用 p＝0.856

b：肘関節伸展　入院時 p＜0.01　経時的変化の交互作用 p＝0.9861

c：膝関節伸展　入院時 p＜0.05　経時的変化の交互作用 p＝0.0768

d：足関節背屈　入院時 p＝0.1426　経時的変化の交互作用 p＝0.6852

関節可動域：平均値±95％信頼区間

　統計処理として，まず入院時における基礎疾患の違いによる差を一元配置分散分析ならびにその事後検定である sheffe 法で比較し，経時的変化の基礎疾患の違いによる差については反復測定による分散分析の交互作用の結果から検討した．なお，すべての統計手法とも有意水準は5％未満とした．結果，肩・肘・膝関節については入院時において基礎疾患の違いによる有意差が認められたが，経時的変化の交互作用に関してはすべての関節とも基礎疾患の違いによる有意差は認められなかった

---

[1]算出方法は，例えば肩関節外転90°であれば「実測値(90°)÷参考可動域(180°)×100(％)」として計算し，50％と表示した．

対策が必要であるといえよう．一方，足関節背屈に関しては一般例に比べ当院例が高値を示し，拘縮は比較的軽度であった．拘縮という観点では厳密な比較はできないが，一般例の場合，例えば脳血管疾患などでは痙縮の影響が強いと考えられ，その結果として筋収縮に由来する関節可動域制限が生じている可能性があると推察される．

　以上のように，限定した関節の運動方向ではあるが，当院の実例を通してエンド・オブ・ライフケアの対象となる障害高齢者における拘縮の実態を示した．ここで重要なことは，エンド・オブ・ライフケアの対象となる障害高齢者には必ずといっていいほど拘縮が存在し，しかもそれは経時的に進行し，人生の最終ステージに至るまで続くということである．また，今回提示したデータが示すように，拘縮はエンド・オブ・ライフ以前の時期から発生している事実があり，拘縮の予防ならびに進行に対する対応はその時期に至る前のリハビリテーションの各ステージにおいても不可欠であるといえる．そして，人生の最終ステージにおいても拘縮は進行することから，最期のそのときまで拘縮対策を講じ実行する必要がある．つまり，拘縮対策はリハビリテーションとして取り組むべき，基本的かつきわめて重要な対応であるといえよう．

2 エンド・オブ・ライフケアの臨床において発生頻度の高い拘縮

2.1 重篤化した拘縮の特徴

　拘縮は健康な高齢者にも多く発生している[4]ことから、エンド・オブ・ライフの時期にあたる障害高齢者において、その発生頻度がさらに高くなることは容易に想像がつくことである．また，これらの障害高齢者では，すでに自ら身体活動を遂行することが困難になっていることが多いため，いったん拘縮が発生するとさらに進行する可能性が高く，エンド・オブ・ライフケアの臨床においては，重篤化した例に遭遇することも少なくない（図Ⅲ-10）．そして、このような例の拘縮の特徴としては，1つの関節に単独で発生するのではなく，一肢全体または対となる上肢や下肢といったように，複数の関節で発生していることが多い．

　そこで，本節ではエンド・オブ・ライフケアの臨床において発生頻度の高い拘縮の実例を関節別に取り上げ，その具体的な状態について解説する．

2.2 肩関節

　肩関節は運動方向が多く，その可動範囲も大きいことから拘縮が発生しやすいと考えられる．特に，屈曲・外転・外旋の可動域が制限されていることが多く[1]，内転・内旋傾向になりがちである．このことは障害高齢者においても同様で，肩を含めた上肢全体の筋緊張が亢進し，体側から上腕を離すことすら困難なほど顕著な拘縮が発生している場合もある（図Ⅲ-11）．

2.3 肘関節

　肘関節の主たる運動方向は屈曲・伸展の2方向であり，そのため，拘縮も屈曲傾向か伸展傾向のどちらかとなる．著しい屈曲拘縮では，前腕が上腕に密着

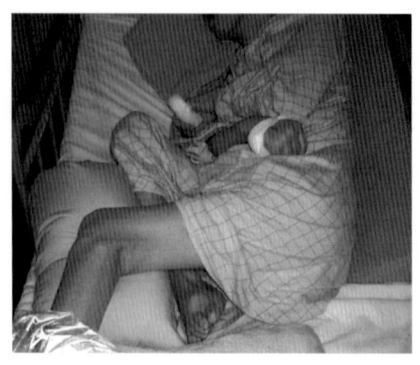

図Ⅲ-10 四肢の多関節に重篤な拘縮が発生した例

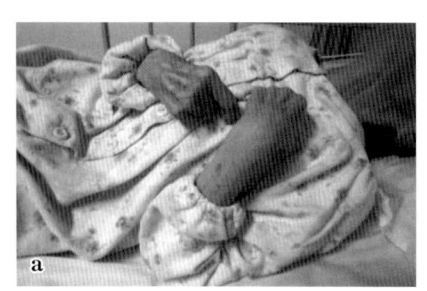

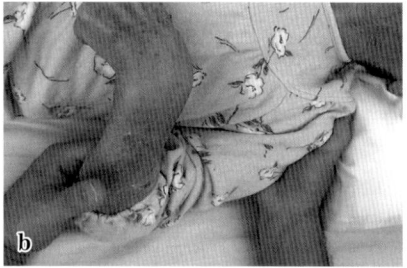

図Ⅲ-11 肩関節の拘縮
a：肩関節から手指といった上肢全体に拘縮が発生している．b：肩関節内転拘縮が顕著な場合は他動運動でも体側から上腕を離すことが困難となる

することがあり（図Ⅲ-12a），その場合は肘関節を伸展方向に動かすことがきわめて困難となる．また反対に，伸展拘縮を呈する場合は状態として重篤なことが多く，肘関節を屈曲させることがほぼ不可能になる（図Ⅲ-12b）．臨床上の経験では，肘関節の伸展拘縮が顕著なケースでは，それを含む四肢が左右非対称で，極端な屈曲や伸展が混在する重度な拘縮姿勢を呈することも少なくない（図Ⅲ-13）．

2.4 手関節

手関節の運動方向は手首を反らせる背屈と掌側に曲げる掌屈，小指側に曲げ

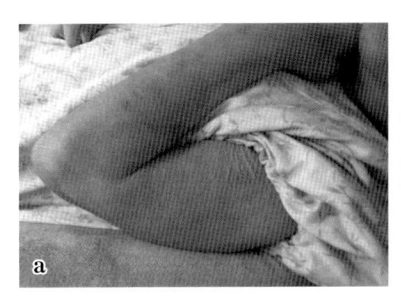

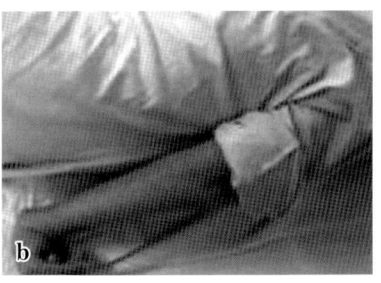

図 Ⅲ-12　肘関節の拘縮
a：顕著な屈曲拘縮，b：顕著な伸展拘縮

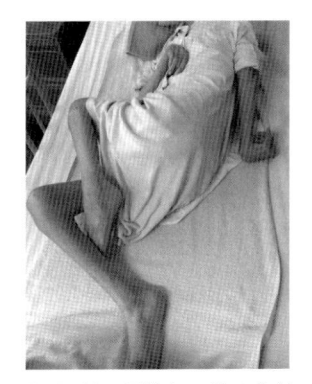

図 Ⅲ-13　重篤な四肢の拘縮

る尺屈，親指側に曲げる橈屈の4方向である．尺屈と橈屈については，それぞれの方向に単独で拘縮が発生することは少なく，掌屈（図Ⅲ-14a）あるいは背屈（図Ⅲ-14b）が主であり，それに伴い尺屈傾向あるいは橈屈傾向を呈する．発生頻度としては掌屈拘縮が高く，その際は手指の屈曲を伴うことが多い．手関節に著しい拘縮が生じている場合，掌屈であっても背屈であっても，健常者がその肢位をまねようとしても困難なくらい極端に曲がった状態になることも少なくない．これは手関節に繊細な指の動きをつくる多数の骨格筋の腱が集中して通っており，それらの筋の過緊張や萎縮により手関節が過度に曲げられること，そして，手根骨という8つの小さな骨により構成されていることから複雑な形を形成すると考えられる．

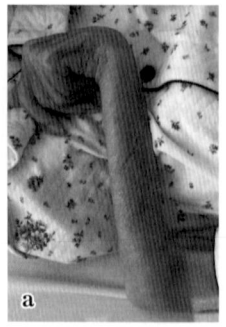

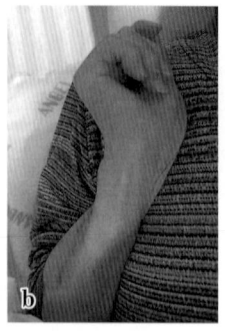

図 Ⅲ-14　手関節の拘縮
a：顕著な掌屈拘縮，b：顕著な背屈拘縮

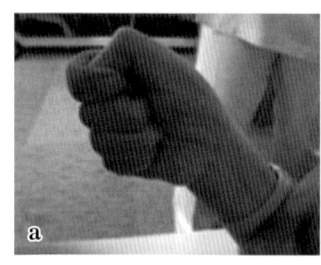

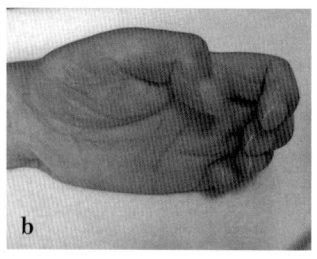

図 Ⅲ-15　手指の拘縮
　手指の拘縮では，母指を含め全体的に屈曲傾向となる場合と（a），屈曲と伸展が混在している場合がある（b）．bの症例では示指から小指までのMP関節（指の付け根の関節）が伸展拘縮を呈しているため曲げることができず，そこから指先までは屈曲拘縮を呈しており，伸ばすことができない

2.5　手指

　5本の手指は母指と他の4指で構成されており，双方の動きは異なるため，ここでは示指から小指までの4指について述べる．手指の拘縮としては，指を伸ばすことができない屈曲傾向であることが多く（図Ⅲ-15 a），伸展と屈曲が混在したパターンも存在する（図Ⅲ-15 b）．4指は骨格筋の付着状態から，示指，小指，他2指の3つに分けることができる．基本的には共同の骨格筋の腱によって屈曲もしくは伸展がなされるが，示指と小指にはそれぞれ固有の骨格筋の腱が存在し，それぞれを単独で動かすことができる．したがって，4指に拘

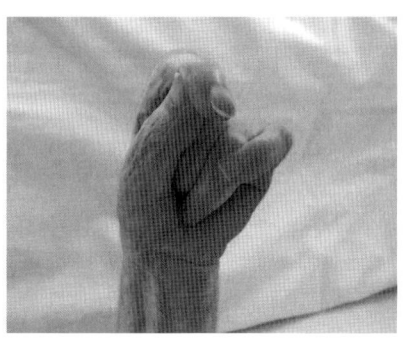

図Ⅲ-16　複雑な形を呈した手指の拘縮
この症例は母指を除く4指が屈曲拘縮を呈しているが，示指と小指に比べ，中指と薬指の屈曲拘縮が顕著である．また，小指は内転・内旋傾向にあり，薬指にかぶさっており，全体として複雑な形となっている

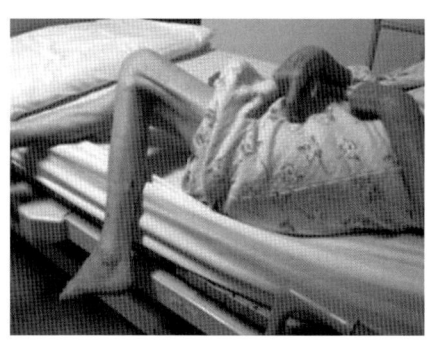

図Ⅲ-17　股関節の拘縮
この症例は左股関節の屈曲拘縮のため，ベッドの外に下腿を出しても屈曲したままの状態となる

縮が発生している場合であっても，その程度は指によって異なり，4指全体として複雑な形を呈することが多い（図Ⅲ-16）．いずれにしても，手指全体に拘縮が発生すると対象となる関節とそれを構成する腱や靱帯などが多く存在するため，その改善は困難となる．

2.6　股関節

股関節は屈曲拘縮の発生頻度が高く（図Ⅲ-17），重篤な例では屈曲に内転・内旋を伴っており（図Ⅲ-18），その場合は膝関節屈曲拘縮を併発していることが多い．股関節や膝関節に屈曲拘縮が発生するということは，立位の機会がきわめて少なく，生活は臥位や座位で過ごす時間が長いことを意味する．臥位や座位では，特別な働きかけがなければ股関節と膝関節は屈曲位であることが多くなるため，これらの関節が連動して双方に拘縮が発生すると推察される．

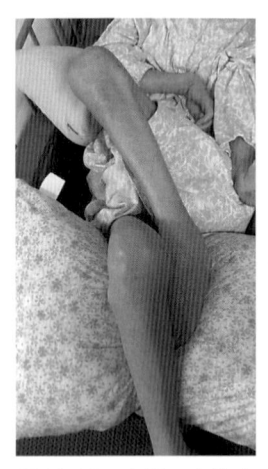

図Ⅲ-18 内転・内旋を伴った股関節の屈曲拘縮

この症例では，左股関節に屈曲・内転・内旋拘縮を認め，左下肢が全体的に右向きの傾向を示している．また，左膝関節にも屈曲拘縮を併発している

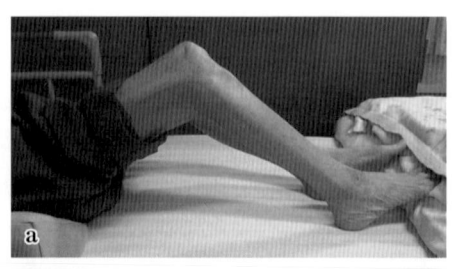

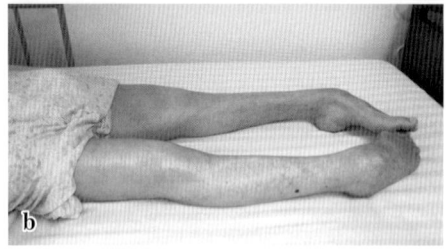

図Ⅲ-19 膝関節の拘縮
a：屈曲拘縮，b：伸展拘縮

2.7 膝関節

　膝関節の主たる運動方向は屈曲・伸展の2方向である．臨床においては，屈曲拘縮（図Ⅲ-19a）と伸展拘縮（図Ⅲ-19b）の両方に遭遇するが，発生頻度としては前者が高い傾向にある．臥床時間が長い障害高齢者の拘縮といえば，膝関節が極端に屈曲している姿がイメージされやすいが，これは，それほど膝関節屈曲拘縮の発生頻度が高いということを意味しているものと思われる．膝関節の屈曲拘縮は前述のとおり股関節屈曲拘縮と連動していることが多く，伸展拘縮では足関節が底屈位を呈する尖足拘縮を伴うことが多い．

2.8 足関節，足指

　足関節の主たる運動方向は，つま先を上げる背屈とつま先を下げる底屈であ

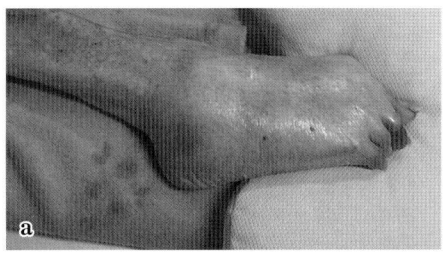

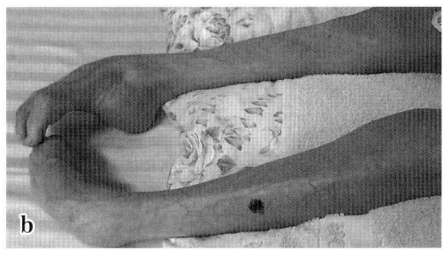

図 Ⅲ-20 足関節,足指の拘縮
a：足指の屈曲拘縮を伴った尖足拘縮
b：足底がくぼんだ尖足拘縮

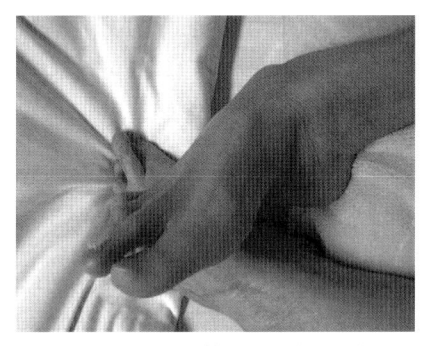

図 Ⅲ-21 典型的な内反尖足拘縮

り，臨床においては後者，すなわち尖足拘縮の発生頻度が圧倒的に高い．また，尖足拘縮を呈する場合，足指は屈曲位となることが多く（図Ⅲ-20 a），顕著な場合は足底がくぼんだような形になる（図Ⅲ-20 b）．加えて，尖足拘縮の場合は足部が内がえしとなり，足底が内側を向くこともあり，このような拘縮を内反尖足拘縮という（図Ⅲ-21）．

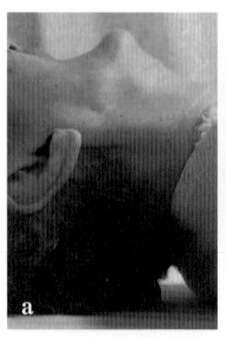

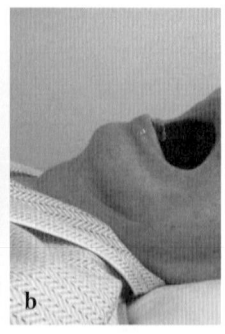

図Ⅲ-22 頚部，顎関節の拘縮
a：頚部後屈，b：開口を伴った頚部後屈

2.9 頚部，顎関節

　臥位で過ごすことが多くなると体幹背部の筋緊張が高まり，その影響から場合によっては頚部が後屈しやすくなると推測される（図Ⅲ-22 a）．頚部が後屈すると，それに伴って顎関節は開いた状態となりやすく，持続した開口状態を呈する場合がある（図Ⅲ-22 b）．臥床期間の長期化に伴って生じた開口はその期間が長ければ閉じることが困難となり，顎関節にも拘縮が発生する．そして，これが顕著な場合は噛み合わせ自体が不適合となり，他動的にも口を完全に閉じることができなくなることがある．顎関節の拘縮は長期間，関節としての正常な運動が行われなかったこと，さらには臥位でいることで下顎にかかる重力が減少し，顎関節を閉じようとする下顎張反射が妨げられたことなどがその発生に影響していると推察される．

　以上，エンド・オブ・ライフケアの臨床において，発生頻度が高い拘縮の実例を紹介した．障害高齢者の拘縮は全身的にみると脳卒中の典型姿勢にあるような一定のパターンとしてあらわせるものではない．つまり，エンド・オブ・ライフケアの対象者における拘縮の発生状況は多岐にわたり，このことは同時に対応の難しさを意味している．また，臨床においては，拘縮が急激に発生・進行する場合もある．具体的な事例として，当院に入院する8年前に脳出血を発症した87歳の女性の場合は，入院後2〜4カ月の間に左右の膝関節の伸展可動域が急激に減少し，1年間で−100°となった（図Ⅲ-23）．同時に発生した両側

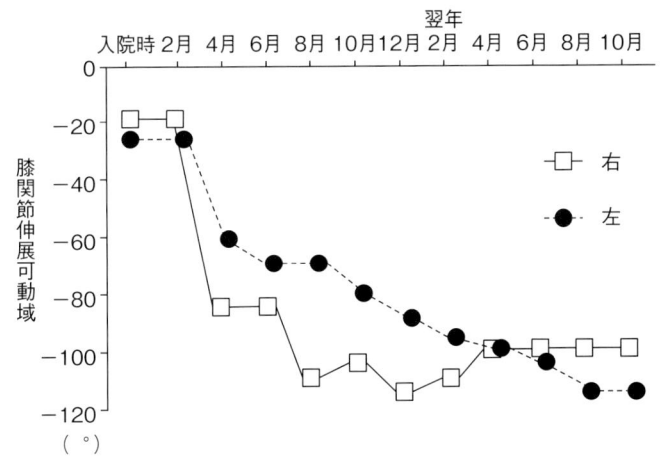

図Ⅲ-23　事例の膝関節伸展可動域の推移

　股関節の屈曲・内転拘縮，右肘関節の屈曲拘縮，左肘関節の伸展拘縮などもきわめて顕著で，それから半年後，そのままの姿で亡くなった．この事例の場合は全身の筋緊張が急激に亢進し，四肢の関節の自動・他動運動が共に困難となった結果，著しい拘縮の発生に至った．看護や介護，リハビリテーションの対応としては，少しでも安楽な姿勢がとれるようにポジショニングを検討・実施し，四肢の筋緊張を刺激しないように対応することが精一杯であった．

　このようにエンド・オブ・ライフケアの臨床でみられる拘縮は，そのまま対象者の最期の姿に直結する．したがって，この時期およびそれ以前から拘縮の発生・進行を予防することは，人生の最期に関わる重要な課題として認識する必要があるといえよう．

3 障害高齢者における拘縮の特徴

3.1 特徴的な症状

1）複数の関節に発生する
　障害高齢者の拘縮は，骨折後のギプス固定によって生じるような限局されたものではなく，複数の関節に発生している場合がほとんどである（図Ⅲ-24）．このことは全身的な不活動状態が長期に及んだ結果と考えることができ，その症状や程度はパターン化されてはおらず，対象者によって様々である．

2）左右対称が多く，非対称の場合は重篤である
　障害高齢者にみられる拘縮の全体的な状態としては上下肢が左右対称であることが多い（図Ⅲ-25a）．これは臥床期間の長期化が強く影響していると考えられ，具体的な形としては上肢は屈曲傾向になることが多く，下肢は屈曲または伸展のどちらかの状態を呈する．
　一方，左右非対称の場合は（図Ⅲ-25b），臥床期間の長期化に加え，中枢神経の異常や部分的な筋緊張の亢進により関節が不動状態にさらされたことで発生した拘縮と推察される．この場合の拘縮は重篤であることが多く，極端に屈曲または伸展した四肢は他動運動でも関節を動かすことが困難となる．そして，いったんその状態になってしまうと，無理に力を加えることで骨折に結びつく可能性もあるため，対応には慎重を要する．

3.2 併発することが多い症状

1）筋萎縮，骨萎縮
　障害高齢者の拘縮が重篤になると，自分で身体を動かすことはほとんどできなくなり，随意運動の機会は極端に減少する．骨格筋は不動状態にさらされるとすぐに筋力低下が始まり[5]，時間の経過とともに進行する．筋力低下は筋容

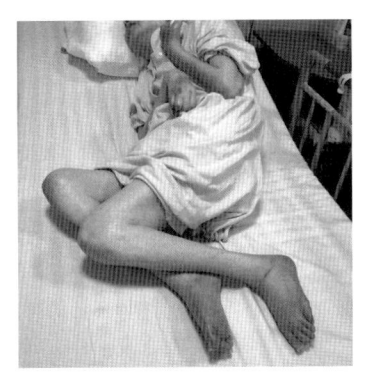

図Ⅲ-24 全身の複数の関節に
発生した拘縮

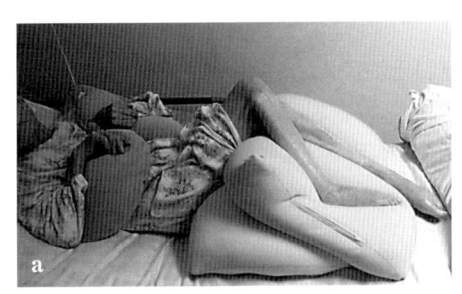

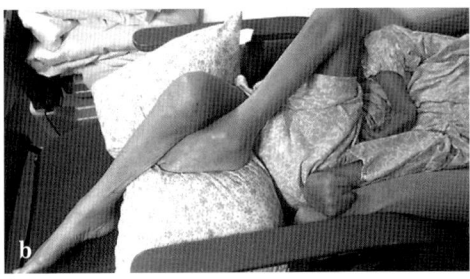

図Ⅲ-25 上下肢の拘縮の左右対称,非対称の例
　aの症例では手関節掌屈,両下肢もほぼ同様に屈曲拘縮を呈している．一方,bの症例では両下肢ならびに右上肢は屈曲位で拘縮を呈しているが,左上肢はそれとは非対称的に伸展位で拘縮を呈している

積と相関するため,結果的に重篤な拘縮には顕著な筋萎縮を伴うことが多い.
また,臥位の状態では骨への重力負荷も減少し,骨格筋の活動による負荷も減少するため,骨密度の低下が起こり,骨萎縮が進行しやすい.

2）るい痩
　筋萎縮が起こると筋線維自体が細くなるため,全身的に痩せた状態となり,骨の突出が目立つようになる（図Ⅲ-26）.臨床上,骨の突出が目立つ部位としては,鎖骨,肋骨,上部胸椎,上腕骨内・外側上顆,前腕遠位端,上前腸骨棘,仙骨,大腿骨遠位端,脛骨などがある.骨格筋や皮下組織は外界に対するクッ

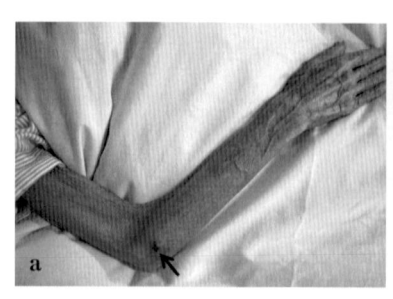

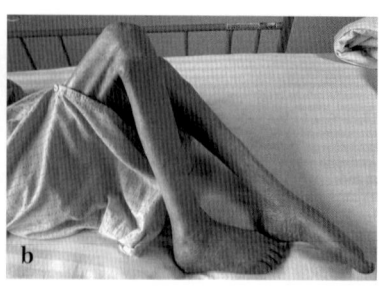

図 Ⅲ-26　上肢，下肢におけるるい痩の例
　aの症例では上腕から前腕にかけて著しく痩せており，肘の外側に突出した部分（橈骨関節環状面付近）には外傷跡が残っている（矢印）．また，手背は皮下脂肪が少ないため，血管や総指伸筋腱がくっきりと浮かび上がっている．bの症例の膝付近では大腿二頭筋腱が浮き上がり腓骨頭が突出しており，下腿では前脛骨筋・下腿三頭筋などの萎縮により，脛骨前縁が目立つ

ションのような役割もあるため，るい痩は軽微な外力により外傷が生じやすい状態であるということになる．

3）皮膚の変化

　第Ⅱ章でも述べられているように，関節の不動は皮膚にも様々な変化を引き起こすことが最近明らかになっている．その1つがコラーゲンの過剰増生に起因した線維化の発生で，これによって皮膚の伸張性や柔軟性が低下する[6]．また，通常であれば隙間があるはずの身体部分が拘縮によって密着することで皮膚の弱化が始まる．例えば，手指に屈曲拘縮が発生したときの手掌や肘関節屈曲拘縮時の肘の内側などがそれにあたり，この場合は常に多湿状態となることから清潔を保つことが困難となり，皮膚トラブルを起こしやすい．

4）褥瘡

　拘縮の存在は褥瘡の発生にもつながる．例えば，膝関節に屈曲拘縮があると，背臥位姿勢において通常は背部や下肢全体でその重みを支えていたものが，仙骨部や踵部で支えなければならなくなり，同部位に圧力が集中することから褥瘡が発生しやすくなる．また，股関節の内転拘縮があると，下肢が密着あるいは交叉してしまい（図Ⅲ-27a），膝関節内側や重なった下側の脛骨前面に褥瘡が発生しやすくなり，さらに足先が重なっていれば（図Ⅲ-27b），重なった部

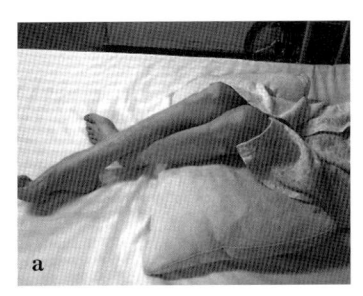

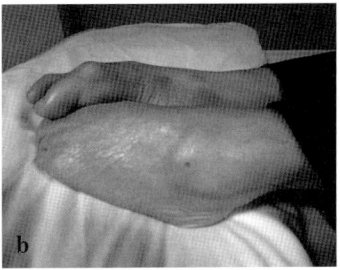

図Ⅲ-27 褥瘡が発生しやすい下肢の拘縮
a：股関節内転拘縮によって下肢が交叉した例　　b：足先が重なった例

　aの症例では股関節の内転拘縮によって下肢が交叉しており，膝関節内側や下側の脛骨前面に褥瘡が発生しやすい．また，bの症例では下肢全体が密着し，足先が重なってしまっており，この部位に褥瘡が発生しやすい

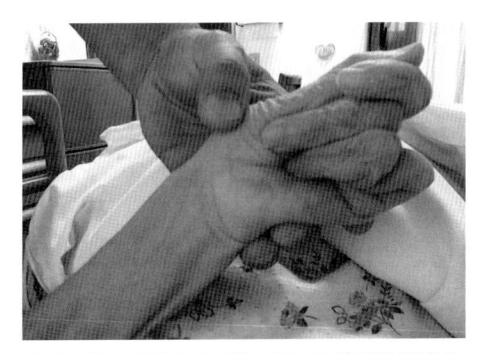

図Ⅲ-28 指先ならびに手の爪が手掌に陥入した例

分に褥瘡が発生しやすい．上肢においては手指の屈曲拘縮が著しい場合，指先で手掌を傷つけ，圧迫が持続することで褥瘡が発生する（図Ⅲ-28）．爪が伸びていればその可能性はさらに高まることから，その管理は非常に重要である．また，上肢全体の筋緊張の亢進が引き金となって各関節に屈曲拘縮が発生している場合は握った拳が鎖骨や胸骨付近を圧迫し，その結果として褥瘡が発生することがある（図Ⅲ-29）．加えて，肩関節に内転拘縮があれば，上腕骨内側上顆による圧迫で肋骨周辺に褥瘡が発生しやすい．
　周知のように，褥瘡は不動ならびに圧迫力によって生じる皮下組織の血流障

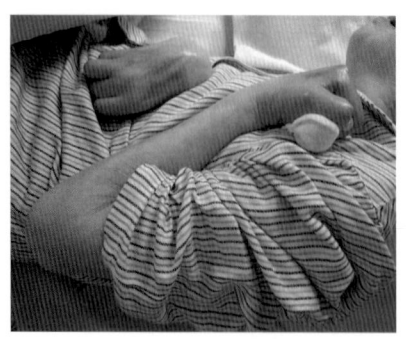

図 Ⅲ-29 拳が胸部を圧迫している例
左手は握った拳で鎖骨や胸骨付近を圧迫し，褥瘡が発生するため，タオルなどを把持させることで手指の屈曲を防ぐとともに圧迫部位の圧の分散を行っている．右手は掌屈が著しく，手関節付近で肋骨を圧迫している

害に起因する[7]ことから，重篤な拘縮があったとしてもその関節を動かすことは，拘縮のみならず褥瘡の予防としても重要である．

3.3 他の身体機能に与える影響

1）呼吸器への影響

関節が不動状態にさらされた結果として発生した拘縮は，不動期間が長引くとともに重篤化することが多く，上肢がその状態の場合には体幹の関節にも拘縮が発生していることがある[1]．特に，胸郭の運動は上肢の動きに連動することが多く，上肢運動の減少は胸郭運動の減少に直結し，それに関与する筋群の活動も低下する．また，肋間筋は胸式呼吸（肋骨呼吸）の主動作筋であり，この筋の働きによって胸郭が前後，左右，上下に拡大し呼吸が効率的になされる．したがって，臥床や不活動などによる肋間筋の活動減少は胸郭運動の減少につながるため，胸式呼吸機能が低下する．そして，この状態が長期間続くことで肺自体の伸縮性も減少し，さらなる呼吸機能の低下に発展する．

2）循環器への影響

下腿後面にある下腿三頭筋は第二の心臓といわれる．歩行などの際に生じる下腿三頭筋の収縮と弛緩によって静脈の圧迫と除圧が繰り返され，これがポンプの役割となって静脈血は心臓へ送り返されることになり，静脈環流が促進される．この作用は下腿のみならず，四肢や体幹の多くの骨格筋でも起きているため，拘縮の発生によって四肢・体幹の動きが制限されると静脈環流が低下する．また，重篤な拘縮が発生するとその部位は局所的な圧迫が生じ，循環経路自体が影響を受けることになる．

3）消化器への影響

拘縮の発生は身体の活動性低下につながり，結果的に内臓の働きも悪くなることで代謝機能は低下し[8]，腸管の蠕動運動や循環血漿量の低下などを引き起こすため，便秘となりやすい[9]．また，拘縮が重篤となり，座位や立位といった抗重力姿勢がとれなくなると，消化管内容物が重力によって下降できなくなる．つまり，これらが影響し，排泄物の排出にも支障をきたすようになる．

4）運動器への影響

四肢に拘縮が発生した場合，骨格筋や骨の萎縮といったように運動器自体が影響を受けることは前述したとおりであるが，それは四肢に限らず頚部や体幹にも生じる．四肢や頚部・体幹の動きはバランス調節に作用している[10]ため，それらのどこかに拘縮が発生すれば姿勢保持が不安定になりやすい．このことは，立位時や歩行時の転倒，椅子からの転落などが生じる危険性が高まることを意味する．また，骨の萎縮は軽微な打撲などによる骨折の可能性を高める．

5）感覚器への影響

拘縮の発生に伴う身体活動性の低下，すなわち不活動の惹起は痛みの発生を招くといわれており，不活動期間が長期化すると慢性痛に発展することが最近明らかになっている[11]．そして，痛みが発生すると身体活動性は一層低下し，さらには拘縮の進行や痛みの増強，また新たな拘縮や痛みの発生といった悪循環を招く．

3.4 生活に与える影響

1）清潔保持への影響

　手指や股関節の屈曲拘縮，あるいは肩関節や股関節の内転拘縮などが生じると同部位の皮膚同士が密着し多湿状態となるため，清潔を保つことが困難となり，たびたび皮膚トラブルが発生する（図Ⅲ-30）．特に発汗の多い腋窩や鼠径部，手掌，足指間などは注意を要する．加えて，股関節の動きが不十分な場合は介護による排泄の処理にも大きく影響し，通常の手順では対応ができないことも少なくない．具体的には顕著な股関節の屈曲・内転・内旋拘縮が生じてしまうと（図Ⅲ-31），背臥位において股関節を左右に開くこと（開排運動）が制限されるため，通常の方法ではおむつ交換が困難となる．このような場合は一側の股関節を屈曲し，左右の大腿部を上下に開いて対応するなど実施方法に工夫を要する．

2）嚥下への影響

　嚥下障害は脳血管障害などによる咀嚼・嚥下機能の低下によって起こるが，頸部の後屈が著しい姿勢でも生じることがある．なぜなら，頸部後屈は舌の動きに制限を与え，食物の通り道である食道を狭めるため，咀嚼から嚥下までの

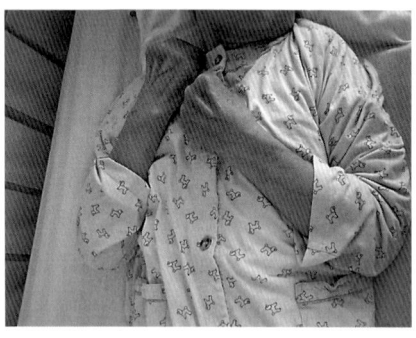

図Ⅲ-30　肩関節内転拘縮による腋窩の密閉

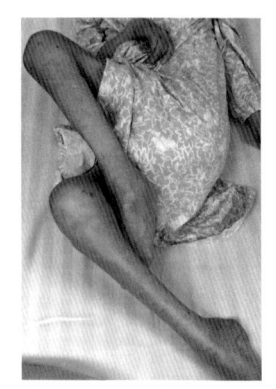

図Ⅲ-31　股関節の屈曲・内転・内旋拘縮が顕著な例

一連の運動に支障をきたすことになる．また，頸部後屈によって開口が強まることがあり，このことが咀嚼自体にも影響する．

3）ADL への影響

拘縮の存在は ADL に大きく影響する．例えば，肘関節に顕著な屈曲拘縮が発生すると，食事や更衣などといった上肢を使う生活関連動作のすべての場面で不自由が生じ，股関節や膝関節の屈曲拘縮，足関節の尖足拘縮は歩行を困難にし，移動に大きな制限を与える．ADL が困難になるということは，生活範囲を狭め，ひいては身体活動の機会を極端に減少させることになるため，拘縮はさらに進行しやすい状態となる．そして，これらのことは QOL の著しい低下にもつながる．

4）介護上の事故の可能性

前述したように拘縮の発生は歩行時のふらつきや不安定な座位など，転倒・転落といった事故の危険性を高めるが，介護の場面における事故を引き起こす危険因子でもある．例えば，足関節の尖足拘縮があるとベッド上で掛けられている布団に足の爪が引っ掛かりやすくなり，ゆっくり布団をはがしたつもりでも抜爪してしまうことがある．また，座位姿勢から介護者と対面する向きで抱きかかえられて車いすへ移乗する場面であれば，つま先だけが床に接触していることになるため，下腿が捻られ，骨折に至ることがある．さらに，拘縮で四肢が曲がっていることから，肘や膝などはベッド上での体位変換や車いすへの移乗などの際にぶつけやすく，それによる皮下出血や打撲，骨折などを招くこともある．

以上，エンド・オブ・ライフケアの対象となる障害高齢者における拘縮の特徴的な症状や他の身体機能との関係，さらには生活への影響などについて述べた．ここで重要なことは，拘縮は単なる関節だけの問題にとどまらず，いったん発生すればその影響は大きく広がり，しかも本人のみならず，身近な家族や介護にあたる者にまで影響するという点であろう．

● 文献

1) 小泉幸毅, 他：拘縮の実態. 奈良　勲, 他（編）：拘縮の予防と治療 第2版. 医学書院, pp2-17, 2008
2) 日本リハビリテーション医学会評価基準委員会：関節可動域表示ならびに測定法（平成7年4月改訂）. リハ医学　**32**：207-217, 1995
3) 嶋田智明：関節拘縮の基礎科学—その発生要因・病態ならびに理学療法アプローチの現状. 理学療法学　**21**：86-89, 1994
4) 武政誠一, 他：健常老人の四肢主要関節の可動域について—性差および参考値との比較. 神大医保健紀要　**13**：77-82, 1997
5) 片岡英樹：筋萎縮. 千住秀明（監）：機能障害科学入門. 九州神陵文庫, pp179-211, 2010
6) 中野治郎：皮膚の変化に由来した拘縮. 沖田　実（編）：関節可動域制限 第2版—病態の理解と治療の考え方. 三輪書店, pp79-92, 2013
7) 真田弘美：褥瘡管理 up to date. 真田弘美, 他（編）：改訂版 実践に基づく最新褥瘡看護技術—フローチャートでわかるケア手順. 照林社, pp3-34, 2009
8) 綾部仁士, 他：高齢者の栄養管理と理学療法. PTジャーナル　**43**：885-894, 2009
9) 美津島隆：廃用症候群の定義と病態. PTジャーナル　**46**：620-625, 2012
10) 中村隆一, 他：7 姿勢. 中村隆一, 他：基礎運動学 第5版. 医歯薬出版, pp309-332, 2000
11) 沖田　実：末梢組織に対するリハビリテーション. 松原貴子, 他：ペインリハビリテーション. 三輪書店, pp304-326, 2011

第Ⅳ章 拘縮に対する治療戦略

1 リハビリテーションの治療戦略

1.1 拘縮に対するリハビリテーションのエビデンス

1）運動療法（ストレッチング）のエビデンス

　拘縮の発生によって生じた関節可動域制限に対して，リハビリテーションでは運動療法が適用されることが多く，その中でも骨格筋あるいは，その他の軟部組織を伸張するストレッチングと呼ばれる治療手技が臨床では頻繁に行われている．しかし，関節可動域制限の治療としてストレッチングは本当に効果があるのであろうか．そこで，ここではまず疾患別にストレッチングの効果を検証した先行研究[1~6]を紹介する．

　先行研究[1~6]においては脊髄損傷や脳血管疾患，運動器疾患を基礎疾患とする患者を対象に関節可動域制限に対するストレッチングの効果が検証されている．これらの報告を概観するとストレッチングの方法はすべて持続的ストレッチングであるが，1回の実施時間やその頻度，また実施期間はまちまちであり，このことが影響してか，関節可動域制限の改善に効果があるとした報告と，ないとした報告があり，一定の見解とはなっていない（表Ⅳ-1）．一方，Katalinicら[7]は脊髄損傷や脳血管疾患，脳性麻痺などを基礎疾患とする患者の関節可動域制限に対するストレッチングの効果のシステマティックレビュー[1]を行っているが，これによれば関節可動域制限に対してストレッチングが重要な変化をもたらすことはないと結論づけている．

　次に，数は少ないものの拘縮を呈した患者と明確に対象者が定義されたうえでストレッチングの効果が検証されている先行研究を紹介する[8~11]．これらの報告においてもストレッチングの方法は，おおむね持続的ストレッチングであ

---

[1] システマティックレビューとは，1つのテーマに関するランダム化比較試験（randomized controlled trial：RCT）のような質の高い臨床研究論文を統合・分析し，その総合評価をまとめた研究論文のことであり，ある治療法が根拠に基づいた医療（evidence-based medicine：EBM）として用いることができるかを吟味するための調査である．

表Ⅳ-1 疾患別にストレッチングの効果を検証した先行研究

報告者 (発表年)	対象	ストレッチングの 方法や実施頻度など	結果
脊髄損傷			
Harvey LA, et al [1] (2000)	脊髄損傷によって下肢の完全麻痺を呈した患者	30分間の持続的ストレッチング（1セット）週5日，4週間実施	足関節背屈可動域の改善に効果なし
Harvey LA, et al [2] (2009)	脊髄損傷によって四肢の完全麻痺を呈した患者	10分間の持続的ストレッチング（2セット）週5日，6カ月間実施	足関節背屈可動域の改善にわずかに効果あり
脳血管疾患			
Selles RW, et al [3] (2005)	脳血管疾患によって足関節に可動域制限を呈した患者	45分間の持続的ストレッチング（1セット）週3日，4週間実施	足関節底背屈可動域の改善に効果あり
Horsley SA, et al [4] (2007)	脳血管疾患によって上肢の片麻痺を呈した患者	30分間の持続的ストレッチング（1セット）週5日，4週間実施	手関節背屈可動域の改善にほとんど効果なし
運動器疾患			
Winters MV, et al [5] (2004)	腰部や下肢の傷害によって股関節に可動域制限を呈した患者	30秒間の持続的ストレッチング（10セット）毎日，6週間実施	股関節伸展可動域の改善に効果あり
Leung MS, et al [6] (2008)	肩関節周囲炎によって肩関節に可動域制限を呈した患者	30秒間の持続的ストレッチング（4セット）週3日，4週間実施	肩関節屈曲可動域の改善に効果はないが，内転可動域の改善には効果あり

るが，1回の実施時間やその頻度，また実施期間はまちまちである．しかし，ほとんどの報告でストレッチングは拘縮に伴う関節可動域制限に対して改善効果はないとされている（表Ⅳ-2）．また，森山ら[12]はここで取り上げた先行研究の一部[8,9]を用いて，膝関節屈曲拘縮に対するストレッチングの効果のシステマティックレビューを行っているが，これにおいても拘縮に伴う関節可動域制限に対してストレッチングの改善効果は認められないと結論づけている．

以上のように，リハビリテーションの臨床において頻繁に行われているストレッチングは，拘縮に対してエビデンスのある治療手技とは言い切れない現状がある．当然その要因には，それぞれの先行研究で対象者の基礎疾患やストレッチングの実施条件が異なっており，様々なバイアスが存在することが影響して

表Ⅳ-2 拘縮に対するストレッチングの効果を検証した先行研究

報告者 (発表年)	対象	ストレッチングの 方法や実施頻度など	結果
Light KE, et al [8] (1984)	膝関節屈曲拘縮を呈した患者	① 15秒間の高負荷な持続的ストレッチング(6セット)と徒手的なストレッチング ② 1時間の低負荷な持続的ストレッチング(2セット) ①,②ともに週5日,4週間実施	いずれの方法でも膝関節伸展可動域の改善に効果あり
Steffen TM, et al [9] (1995)	膝関節屈曲拘縮を呈した患者	① 装具による3時間の持続的ストレッチング(1セット)と徒手的ストレッチング ② 徒手的ストレッチングのみ ①の持続ストレッチングは週5日 ①,②の徒手的ストレッチングは週2日,4週間実施	いずれの方法でも膝関節伸展可動域の改善に効果なし
Fox P, et al [10] (2000)	膝関節屈曲拘縮を呈した患者	40分間の低負荷な持続的ストレッチング(1セット) 週4日,8週間実施	膝関節伸展可動域の改善に効果なし
Harvey LA, et al [11] (2006)	手指関節の屈曲拘縮を呈した患者	装具による8時間の持続的ストレッチング(1セット) 毎日,12週間実施	母指内転可動域の改善に効果なし

いる可能性はある．ただ，PT・OTといったリハビリテーション専門職がストレッチングは拘縮に対して効果があると思い込んで臨床で実践している事実もあり，エビデンスが明らかにされつつある今日においては適用するストレッチングの方法，ひいては運動療法の方法を再考する時期にさしかかっているのではないだろうか．

2）物理療法(温熱療法)のエビデンス

一般に物理療法は拘縮に対して直接的な影響を及ぼすというよりも，運動療法の効果を発揮しやすくするための間接的な影響をねらって実施されている感がある．特に臨床でしばしばみかけるのは拘縮の改善効果をねらって実施されるストレッチングなどの運動療法の前処置として温熱療法が施行されている場面である．ただ，伝統的ともいえるこの方法に関しては，Lehmannら[13]の動物実験の成果が科学的根拠となっており，物理療法関連の多くの成書には「温熱

表Ⅳ-3 ストレッチングとホットパックを併用した場合の効果を検証した先行研究

報告者 (発表年)	対象	ストレッチングの 方法や実施頻度など	結果
Lentell G, et al [14] (1992)	健常成人	① 10分間のホットパックによる温熱療法と5分間の持続的ストレッチング(3セット) ② 5分間の持続的ストレッチングのみ (3セット) ①, ② ともに5日間の実験期間中に3日実施	① において肩関節外旋可動域の拡大に効果あり
Taylor BF, et al [15] (1995)	健常成人	① 20分間のホットパックによる温熱療法と1分間の持続的ストレッチング(1セット) ② 5分間の持続的ストレッチングのみ (1セット)	いずれの方法でも膝関節伸展可動域の拡大に効果あり. その効果については2群間に有意差なし
Brodowicz GR, et al [16] (1996)	健常成人	① 20分間のホットパックによる温熱療法と同時間の持続的ストレッチング(1セット) ② 20分間の持続的ストレッチングのみ (1セット)	いずれの方法でもSLRの可動域の拡大に効果なし
Knight CA, et al [17] (2001)	健常成人	① 15分間のホットパックによる温熱療法と20秒間の持続的ストレッチング(4セット) ② 20秒間の持続的ストレッチングのみ (4セット) ①, ② ともに週3日, 6週間実施	いずれの方法でも足関節背屈可動域の拡大に効果あり
Leung MS, et al [6] (2008)	肩関節周囲炎により肩関節可動域制限を呈した患者	① 20分間のホットパックによる温熱療法と30秒間の持続的ストレッチング(4セット) ② 30秒間の持続的ストレッチング (4セット) ①, ② ともに週3日, 4週間実施	いずれの方法でも肩関節内転可動域の改善に効果あり. その効果については2群間に有意差なし

SLR:下肢伸展挙上テスト

療法は軟部組織の伸張性を向上させる効果があり,このことが問題で生じる拘縮は好適例である」と記述されている. そして, 最近は単にストレッチングを行った場合と温熱療法実施後にストレッチングを行った場合では, どちらが関節可動域の改善に効果があるのかについて, システマティックレビューを通して検証されている.

た視点を念頭に置きながら，運動療法を主体とした治療介入を頻回に継続することが重要と思われる．では，拘縮の予防対策として有効な運動療法の実施時間やその頻度，あるいは運動様式はどのようなものであろうか．そこで，ここではそのヒントとなるような動物実験の結果を紹介し，拘縮に対する運動療法のあり方について再考してみることとする．

1）実施時間の影響

Williams[24]はマウスの足関節を最大底屈位で2週間不動化する過程において1日0，15，30，60，120分間（頻度：週7回），麻酔下にて最大背屈位を保持することで足関節底屈筋群に持続的ストレッチングを実施したところ，実施時間15分で拘縮の進行が抑制され，実施時間が30分以上になると拘縮の発生は認められなかったと報告している．また，中田ら[25]はマウスの後肢を無荷重にしたうえで足関節を最大底屈位で2週間不動化し，その過程で1日0，10，20，30分間（頻度：週5回），麻酔下にて足関節底屈筋群に持続的ストレッチングを実施したところ，いずれの実施時間でも拘縮の発生を完全には予防できなかったものの，実施時間が20分以上になると，その進行が抑制されたと報告している（図Ⅳ-1）．したがって，これらの結果を踏まえると，持続的ストレッチングに限定したことではあるものの拘縮の予防対策としては，おおむね15分以上の実施時間が必要であるといえよう．

2）実施頻度の影響

自験例において，拘縮の予防対策として実施する持続的ストレッチングの日内頻度の影響を検討した．具体的には，ラットの足関節を最大底屈位で4週間不動化する過程において，足関節底屈筋群に対する持続的ストレッチングを1日1回30分間（頻度：週6回）実施する群（1回群）と，1日2回各15分間（頻度：週6回）実施する群（2回群）を設け，拘縮の進行抑制効果を比較した．その結果，不動3週後，不動4週後の時点で1回群，2回群ともに拘縮の進行抑制効果が認められるようになり，しかもこの効果は1回群に比べ2回群のほうが大きかった（図Ⅳ-2）．このことから，持続的ストレッチングの延べ実施時間が同じであれば，短時間であっても頻回に介入を実施したほうが拘縮の予防対策として有効である可能性が見いだされている．

*：対照群との有意差(p<0.01)
#：不動群との有意差(p<0.01)

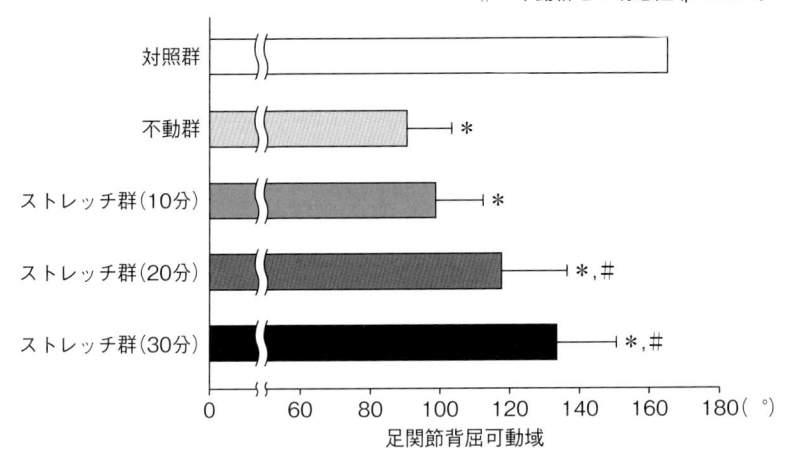

図Ⅳ-1　持続的ストレッチングの実施時間の違いが拘縮の進行に及ぼす影響
(文献25)より改変引用)
　マウスの後肢を無荷重にしたうえで足関節を最大底屈位で2週間不動化し，その過程で1日0，10，20，30分間（頻度：週5回），麻酔下で足関節底屈筋群に持続的ストレッチングを行った結果，いずれの実施時間でも拘縮の発生を完全には予防できなかったものの，実施時間が20分以上になるとその進行が抑制されている

3）運動様式の影響

　臨床で実施されるストレッチングの方法には，持続的ストレッチングの他に関節運動を伴った間欠的ストレッチングがあり，西田ら[26]はこれら2種類のストレッチングによる拘縮の進行抑制効果を比較している．具体的には，ラットの後肢を無荷重にしたうえで足関節を最大底屈位で2週間不動化する過程で1日30分（頻度：週6回），麻酔下で足関節を最大背屈位に保持する持続的ストレッチング，もしくは角速度[2] 10°/秒の足関節底背屈運動による間欠的ストレッチングを行っている．この結果によれば，持続的ストレッチング，間欠的ストレッチングいずれの方法でも拘縮の進行は抑制されているが，その効果には方法の違いによる有意差は認められていない（図Ⅳ-3）．

---

[2] 角速度とは物体や質点の回転の速さを表す物理量のことで，ここでは1秒間に10°の関節運動が行われることを意味する．

○:対照群　▲:1回群
◆:不動群　■:2回群
*:対照群との有意差(p<0.05)
#:不動群との有意差(p<0.05)
†:1回群との有意差(p<0.05)

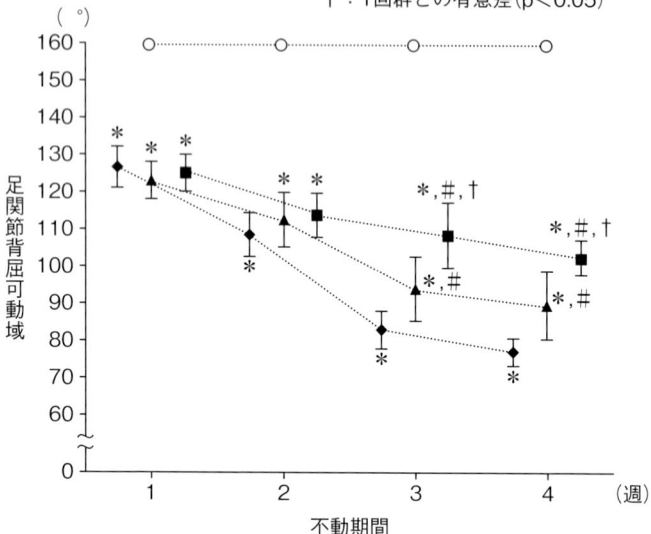

図Ⅳ-2　持続的ストレッチングの実施頻度の違いが拘縮の進行に及ぼす影響
　ラットの足関節を最大底屈位で4週間不動化する過程において，足関節底屈筋群に対する持続的ストレッチングを1日1回30分間（頻度：週6回）実施する群（1回群）と1日2回各15分間（頻度：週6回）実施する群（2回群）を設け，拘縮の進行抑制効果について検討した結果，不動3週後，不動4週後の時点で1回群，2回群ともに拘縮の進行抑制効果が認められるようになり，しかもこの効果は1回群に比べ2回群のほうが大きい

　一方，前述したように10分間の持続的ストレッチングでは拘縮の進行抑制効果は認められないが[25]，運動様式が異なれば10分間という短時間でも効果が認められるのであろうか．自験例ではこの点を検討するため，ラットの足関節を最大底屈位で2週間不動化する過程で，2日ごとに10分間の持続的ストレッチングを実施する群（ストレッチ群），同様の実施時間と頻度で分速10 mの速度[3]によるトレッドミル歩行を実施する群（歩行群）を設定した．その結果，

---

[3]通常飼育の環境下におけるラットの歩行速度は分速10 m程度であることから，この実験のトレッドミル歩行の速度に設定した．

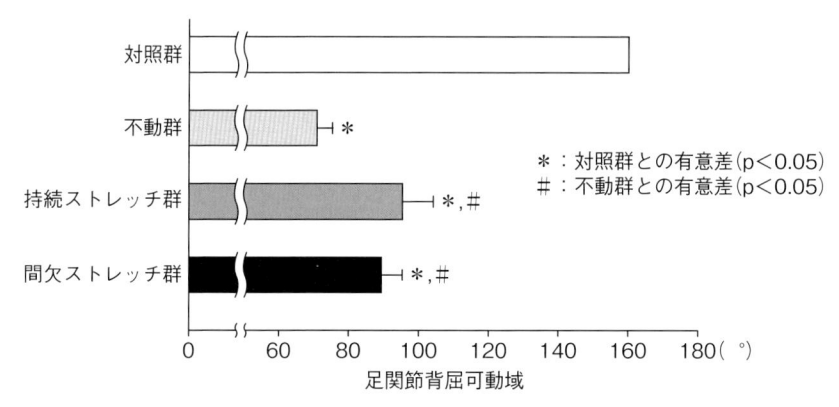

図Ⅳ-3 ストレッチングの方法の違いが拘縮の進行に及ぼす影響

(文献26)より改変引用)

ラットの後肢を無荷重にしたうえで足関節を最大底屈位で2週間不動化する過程で1日30分(頻度:週6回),麻酔下で足関節底屈筋群に持続的ストレッチング,もしくは間欠的ストレッチングを行った結果,いずれの方法でも拘縮の進行抑制効果が認められ,その効果には方法の違いによる有意差は認められていない

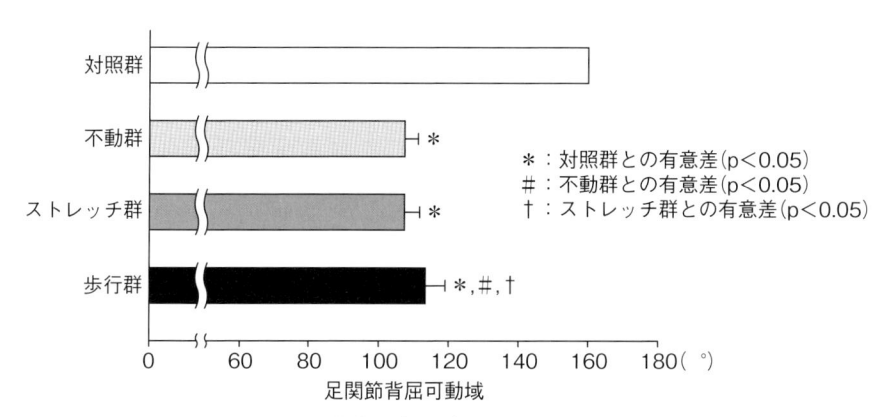

図Ⅳ-4 運動様式の違いが拘縮の進行に及ぼす影響

ラットの足関節を最大底屈位で2週間不動化する過程において1日10分間(頻度:2日ごと),持続的ストレッチングを実施する群(ストレッチ群),同様の実施時間と頻度で分速10mのトレッドミル歩行を実施する群(歩行群)を設け,拘縮の進行抑制効果を検討した結果,歩行群のみに拘縮の進行抑制効果が認められた

拘縮の進行抑制効果は歩行群のみに認められ，短時間であっても荷重を伴い，しかも筋活動が惹起される歩行という運動は拘縮の予防対策として有用であることが示唆されている（図Ⅳ-4）．また，拘縮のみならず他の廃用症候群の発生を予防する意味においても，局所の関節のみの治療に終始するのではなく全身の身体活動性を高めることは重要であり，その意味においても歩行という運動は有用性が高く，骨折後などで荷重制限のリスクがなければ積極的に導入すべき介入方法と思われる．

1.3 拘縮に対するリハビリテーションの実際

1）治療としての拘縮対策

　拘縮が発生する主な原因は関節の不動にあり，不動期間が長期化することで，拘縮の責任病巣の中心が骨格筋から関節包や靱帯といった関節を構成する軟部組織に変化してしまうとリハビリテーションとしての治療効果を得ることが難しくなる[27]．したがって，拘縮の発生初期段階から積極的に関節運動を行い，骨格筋のみならず，関節包や靱帯をも含んだ関節周囲軟部組織の伸張性を保つことが対応のポイントとなる．当然，このポイントは拘縮が発生する前の予防対策や，発生してしまった後の進行予防対策としても同様である．

　周知のように，関節運動の方法には対象者自身によって行う自動運動と他者や機械などの力を使って行う他動運動があるが，エンド・オブ・ライフケアの対象者においては他動運動が中心的な介入手段となる．そして，他動運動は安全性さえ確認されていれば，PT・OTといったリハビリテーション専門職だけでなく，看護・介護職や対象者の家族によって日常的に行われることが望ましく，関節を動かす機会を多くすることが拘縮対策の基本となる．加えて，単に関節運動を行うだけでなく，立つ・歩くといった基本動作を組み込み，生活全体の活動性を高めることは拘縮対策としての効果をさらに高める対応といえる．

2）日常生活の中で実施する運動療法的な対応
① 関節の他動運動を日常生活に取り入れる

　拘縮は関節の不動が直接的な原因であるため，対象者本人が自分で動けない場合は，本人に代わって他動的に関節を動かす必要がある．他者の四肢は持ち慣れていなければとても重く，他動運動といっても誰もがはじめからうまく行えるわけではない．また，行う側には動かすことで痛みが生じるのではないかという不安もあるため，対象者の家族はもちろん，対象者に触り慣れているはずの看護・介護職であっても他動運動に対しては消極的であることが多い．しかし，四肢を把持する経験を積み，手に伝わるその重みや動かす際の抵抗感に慣れることで，痛みを生じさせずに実施することが可能となる．実際に誰もが四肢の他動運動を行うことができ，それが生活の様々な場面で実施されるならば，拘縮対策として最も効果的な対応になると思われる．そのためには，PT・

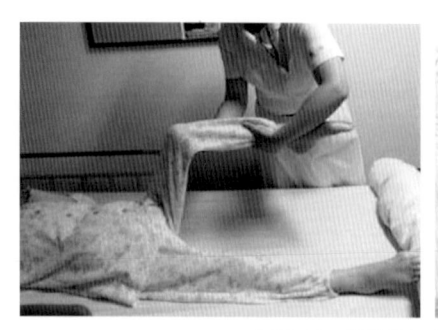

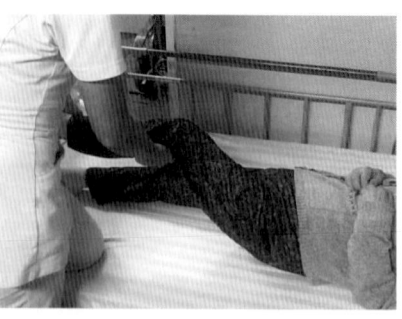

図Ⅳ-5 背臥位における下肢の屈伸
膝裏と下腿遠位部を把持し，下腿を水平に保ったまま，股関節・膝関節の屈曲・伸展運動を行う．対象者の状態にあわせ，痛みのない範囲で最大限の可動範囲を動かすようにする

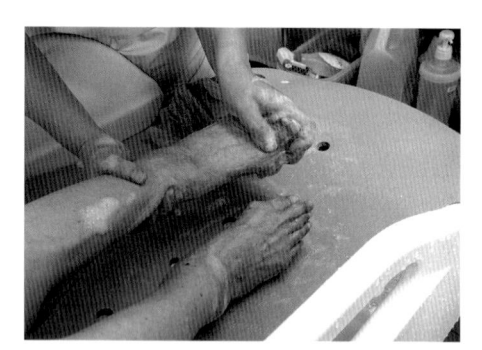

図Ⅳ-6 入浴時の足指の屈伸
足部を洗う際，足指の屈曲・伸展を行う

　OTといったリハビリテーション専門職が対象者の家族や看護・介護職に対し，四肢の把持の仕方や動かす方向，力の入れ具合などを具体的に伝達指導する必要がある．伝達する対象が看護・介護職であれば，対象者に触ったことがないということはあり得ないため，少しのコツを伝えるだけで実施が可能になることも多い．
　日常生活の中で行う他動運動の例としては，背臥位でいる対象者の下肢全体を屈伸する（図Ⅳ-5），入浴時に手指や足指を屈伸する（図Ⅳ-6），車いすに移乗し，足をフットレストに乗せる際に膝関節を伸展する（図Ⅳ-7）などが挙げ

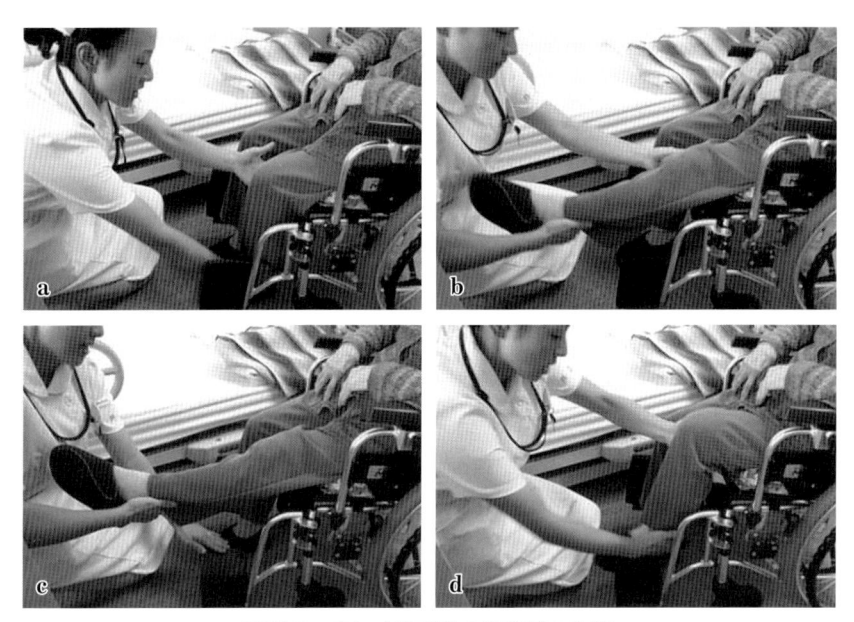

図Ⅳ-7 車いす移乗時の膝関節の伸展
a：車いすに移った後，b：膝をできるだけ伸展させる，c：その間にフットレストを下ろす，d：足を乗せる

られる．
　② 身体的な負荷が増すように歩行の機会を頻繁に設ける
　対象者自身が自分で立ち上がり，歩くことができるのであれば，可能なかぎり歩行の機会を設けることが望ましい．しかもそれはバリアフリーが施された場所ではなく，段差や傾斜のある屋外で行うほうがより効果的であると考えられる（図Ⅳ-8）．段差や傾斜のある場所を歩くということは，一側下肢への重力負荷が増大するとともに，路面にあわせた関節の細かな角度調節が足部を中心に行われることになる．関節に対する荷重の増大は，関節軟骨による滑液循環を含めた関節機能を保つ[27]こととなり，関節の角度調節は関節可動域を保つとともに状況変化に対する身体的な適応能力を維持する[28]ことにもつながる．また，歩くことは抗重力姿勢での運動であるため，骨格筋は抗重力作用[29]として適度な収縮と弛緩を繰り返すことになり，それが左右交互に繰り返される中で，体幹を傾け，上肢を広げてバランスを取るなど身体的な反射・反応を含めた全

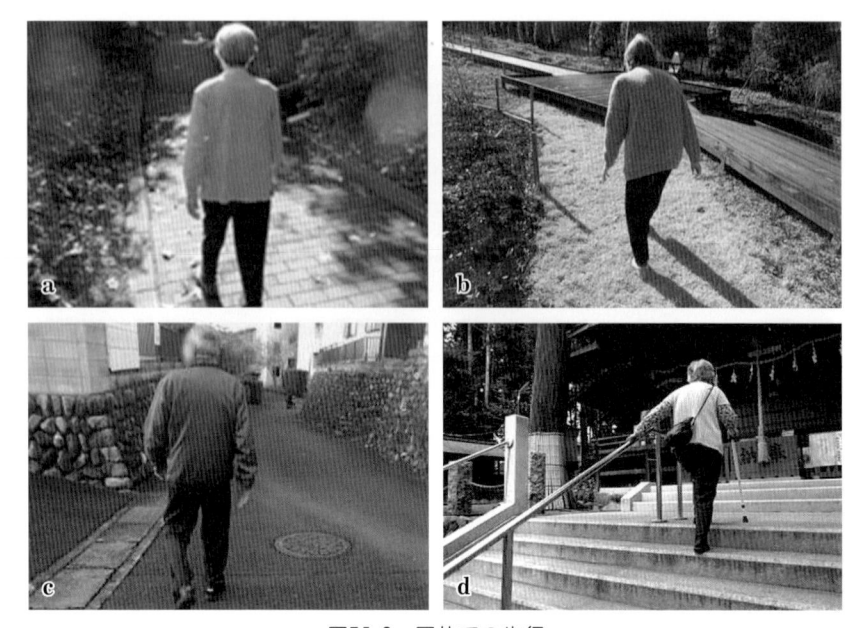

図Ⅳ-8　屋外での歩行
a：小さな段差があるところ，b：整地されていない路側，c：なだらかな坂道，d：階段

身運動になる．歩くこと自体が身体に与える効果は広く知られているが，単なる平坦な場所ではなく，段差や傾斜といった条件を意図的に組み込むことは，各関節をよりよい状態に保つために必要な働きかけといえよう．

　高齢者の歩行の特徴の1つとしてすり足歩行がある[30]．これは踏み出す足先が上がらず，足底を地面に擦るように歩くことをいうが，この症状は麻痺や神経筋疾患など，疾患そのものが原因で足先を上げる骨格筋（腸腰筋や前脛骨筋など）に筋力低下が生じてみられる場合と，日常生活において足先を上げる必要が少ないために廃用性の筋力低下の結果として生じている場合がある[31]．特に後者では，さらなる廃用の進行を招く可能性があるため，比較的条件の悪い場所をあえて選択し，歩く機会を設ける必要がある．

　なお，屋外が難しいのであれば，屋内の階段などを積極的に利用することも効果的であると考えられる（図Ⅳ-9）．

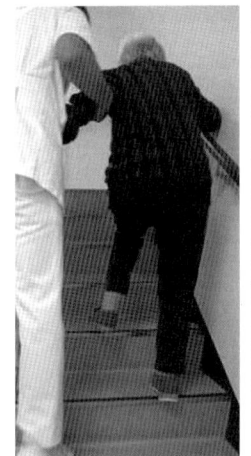

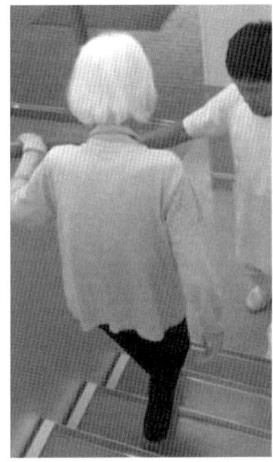

図Ⅳ-9　屋内での階段昇降

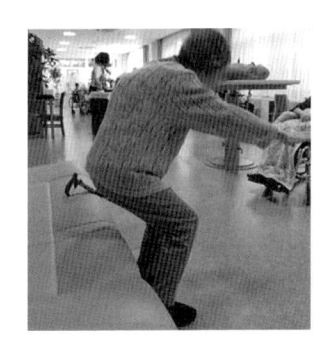

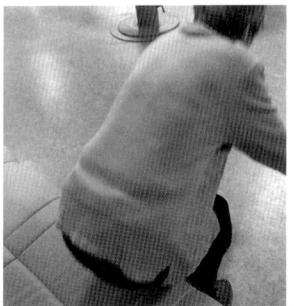

図Ⅳ-10　ソファからの立ち上がり

③ 立ち上がりの機会を効果的に活用する

　長距離あるいは長時間の歩行が難しいのであれば，短時間であってもその機会を設けることが望ましいが，その前後に行われる立ち上がりという行為自体を活用する方法もある．例えば，日中は椅子ではなくソファに座ることを習慣にしておくことがその1つである．一般的に，市販の椅子の座面高は38〜42 cm であるのに対し，ソファの座面高は30〜36 cm と椅子に比べて低いものが多い[32]．低い位置から立ち上がるということは（図Ⅳ-10），体幹や下肢をより深く曲げることになると同時に，関節にかかる負荷やそれに伴う筋活動も増大

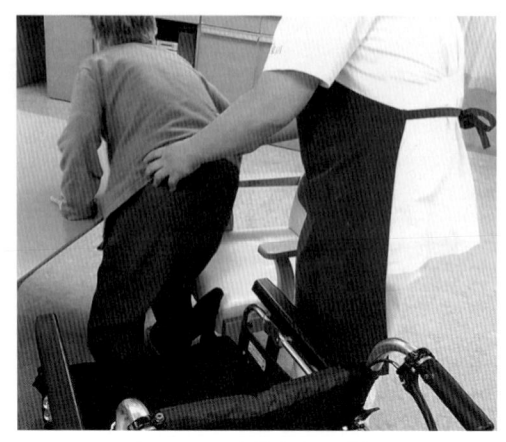

図Ⅳ-11　立位をとる習慣

する．こうすることで，普段から必然的に低い位置からの立ち上がりが行われることになる．また，一連の動きを１人で行えない場合であっても，下肢に体重が乗るような介助を行うことで，関節荷重や筋活動の効果を引き出すことができる．

④ 立位姿勢で過ごす機会を増やす

日常生活の中で立位姿勢をとる，またはその姿勢で活動を行うことも身体へ重力負荷をかけるといった意味において効果的と考えられる．それは運動療法としての立位保持を指すのではなく，生活の中で行われる座り直しや着衣の乱れを整えるとき，あるいは車いすから他の椅子へ座り替えるときなどに立位をとることを意味している（図Ⅳ-11）．この場合の立位とは，介助者の力に依存したものではなく，対象者の下肢にできるかぎり体重が乗っていることが条件となる．したがって，実施の効果については立ち上がり同様，介護者の対応方法により左右される．また，通常は座って行うような活動であっても，あえて立って行うように設定することも１つの方法である（図Ⅳ-12）．

⑤ 座位姿勢で過ごす機会を増やす

歩行や立位が困難であれば，日中をベッドで過ごすのではなく座位姿勢をとるように心がける必要がある．この場合，座り心地や姿勢保持の観点からできるかぎり椅子を使用することが望ましいが，やむを得ず車いすを使用する場合は足部をフットレストから降ろし，足底の全面を床に着けることが重要である

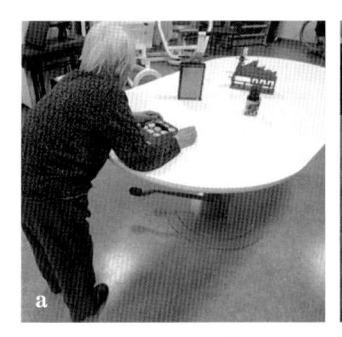

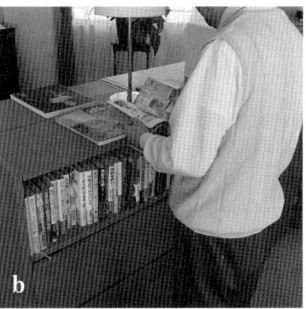

図Ⅳ-12　立位での活動
a：机上ゲーム，b：読書

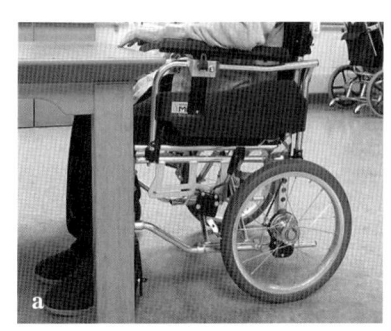

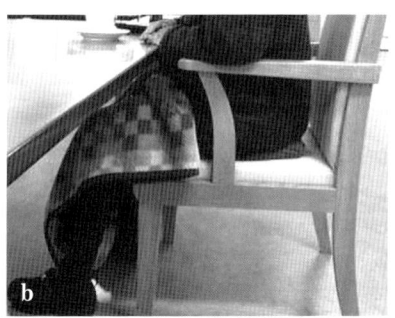

図Ⅳ-13　足底を接地した座位
車いすであっても（a），椅子であっても（b），座っている間は足底の全面を床に着ける．こうすることで，座位が安定することに加え，足関節や下腿に重力負荷がかかることになる

（図Ⅳ-13）．足底全面を床に接地するということは，座位を安定させるだけではなく，足底から足関節ならびに下腿に重力負荷をかけることになる．また，座位でいる際にテーブルや机を使用するのであれば，その高さを適切に設定することで姿勢はより安定し，それにより体幹に対する重力負荷の効果も高まると思われる．テーブルなどの具体的な高さは，上肢を体側に沿って下ろし肘関節を90°屈曲した状態で前腕がテーブルに乗る程度が目安となる（図Ⅳ-14）．

　安定した座位姿勢でいることができるならば，座ったままでできる体操の機会を設けることや椅子やソファの前に足乗せを置き，その上に下腿を乗せて膝関節の伸展を促すことができる（図Ⅳ-15）．日常生活において膝関節を完全伸

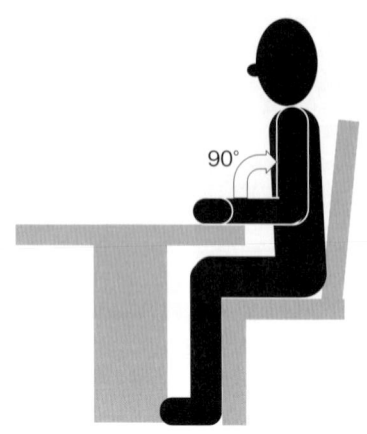

図Ⅳ-14 テーブルの高さの目安

姿勢よく座り，上肢を体側に沿って下ろし，肘関節を90°屈曲した状態で，前腕から手部が乗る程度の高さが望ましい．市販のテーブルや机は70 cm前後の高さであることが多いため，小柄な対象者の場合には，天板高の調節が必要な場合がある

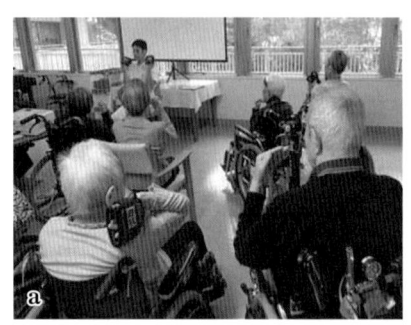

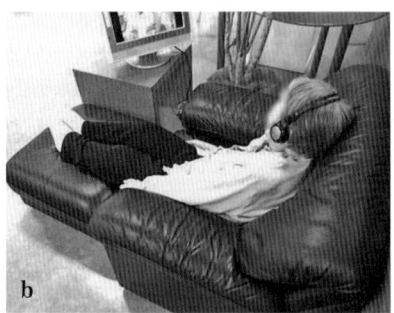

図Ⅳ-15 座位での活動
a：座位での体操，b：足乗せの活用
aは軽めの重りを使ったレジスタンストレーニングの風景．bはソファの前に足乗せを置き膝関節の伸展を促している

展する機会はあまりないため，特に後者の対応はその機会を持つという意味でも重要と考えられる．

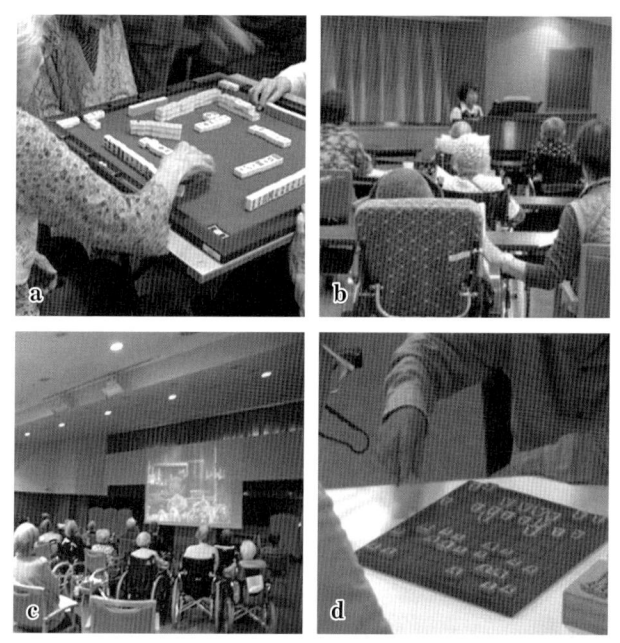

図Ⅳ-16　趣味活動
a：麻雀，b：コーラス，c：映画鑑賞，d：将棋

⑥ 日々の活動への参加を促す

　日中の過ごし方として体力や時間を費やす活動を設定し，実施に結びつけることはリハビリテーションとして大きな意味を持つと思われる．なぜなら，リハビリテーションの究極の目的がQOLの向上であり[33]，活動すること自体がそれに直接的に結びつくと考えられるからである．そして，活動への参加はQOLに対する影響もさることながら，身体運動の機会でもあり，設定によっては拘縮対策の1つとして活用することができる．

　まず，参加促進のためには，活動自体に参加したくなるような魅力があること，あるいはその活動が本人の意向を汲んだものであることが要件となる．したがって，本人の経験や興味のある趣味的な活動はその具体例となることが多い（図Ⅳ-16）．また，季節を感じることは生活に大きな刺激を与えるとされており[34]，積極的に屋外へ出て吹く風を肌で感じ，旬の香りを楽しむことが望ましい（図Ⅳ-17）．これらの活動が心身の活性化につながることはいうまでもな

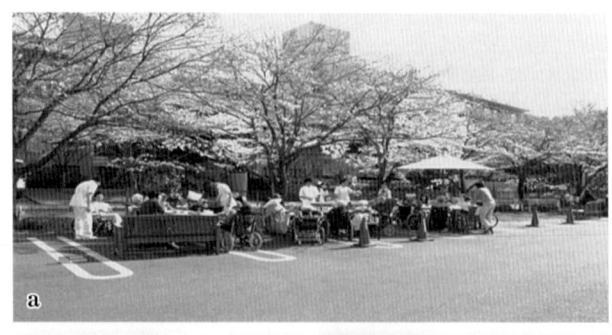

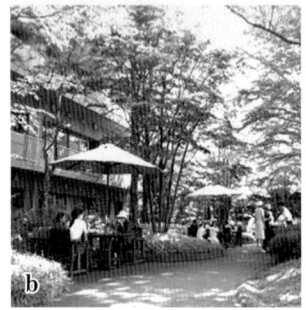

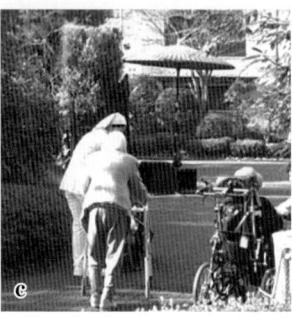

図Ⅳ-17　季節のイベント
a：満開の桜並木の下でのお花見，b：新緑の庭園でのお茶会，
c：紅葉した公園での散策
　季節に応じて，屋外へ出るイベントを開催する

いが，毎日行うことができず週や月単位であったとしても，定期的に実施できるのであれば生活に張りが生まれ，参加は促される．

　ただし，活動に参加するといっても，自分で動ける者だけを対象とするのではなく，車いすやベッド上で行える活動を設定・実施し（図Ⅳ-18），それを習慣化することも十分に可能である．また，たとえ対象者がみるもの聞くものに何の反応もできない状態であったとしても，活動に参加するために身支度をし，開催される場所へ移動するといった行為によって身体は動かされているはずであり，そこに運動療法の要素を取り入れることができる．例えば，外出のために上着を着るのであれば，肩・肘関節を十分に動かしてから袖を通す，あるいは音楽鑑賞のような身体的な動きの少ない活動であっても，体幹に重力負荷がかかる機会として，積極的に参加することなどが挙げられる（図Ⅳ-19）．

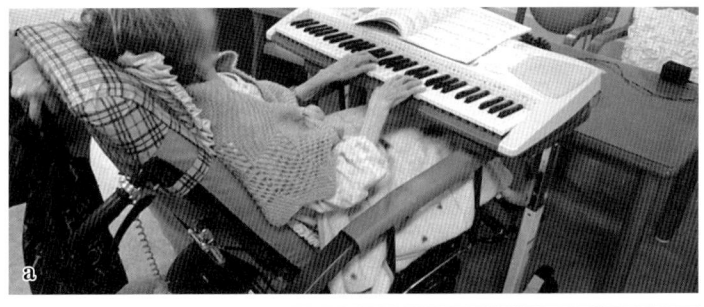

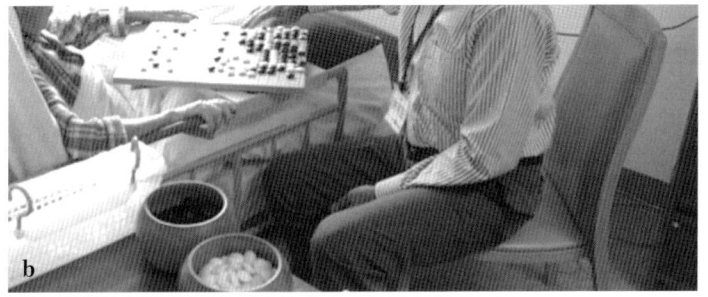

図Ⅳ-18　車いすやベッド上での趣味活動
a：リクライニング車いすに座ったままでのキーボード演奏，b：ベッド上での囲碁

3）リハビリテーション専門職の役割

　これまで述べてきたように，拘縮対策として立ち上がる・歩くなどを効果的にサポートすることや対象者の四肢を動かすことなどは，安全性の確認さえできれば誰でも実施することができ，日々繰り返されることで，その効果は高まると思われる．しかし，関節可動域の測定やその結果に基づく効果検証までを含めた場合，PT・OTといったリハビリテーション専門職が果たすべき役割は大きい．特に，エンド・オブ・ライフケアとしての拘縮対策は効果を実感しにくく，単調なことを長期間続けることが多いため[35]，モチベーションを保つためには効果検証とその周知の方法についての工夫が必要となる．このことからも，拘縮対策においてはPT・OTが実践の核となり，チームアプローチとしての全体的なコントロールを担うことが多くなるものと思われる．具体的な実施に際しては，対象者にあった方法を選択・考案し，誰が何を行うかを決定すること，そして，そのことを家族や看護・介護職に伝え，開始された後は実施状

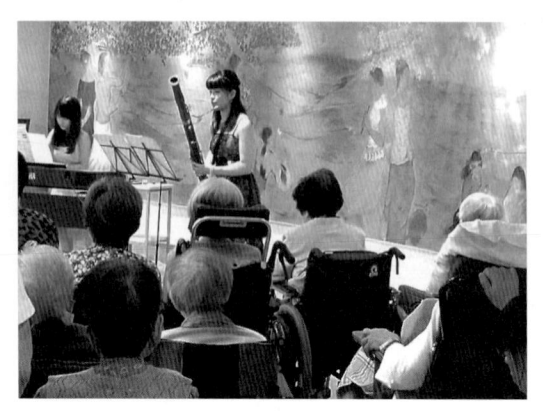

図Ⅳ-19 音楽鑑賞の風景
音楽鑑賞のような身体的な動きが少ない活動では，車いすであっても参加しやすいよう配慮する．リクライニング車いすの場合は背もたれを可能なかぎり起こし，体幹に重力負荷がかかるような姿勢をつくる

況を確認することが求められる．また，関節可動域を中心とした身体機能評価を定期的に実施することで効果検証を行い，それに基づいて対応方法を修正することも必要となり，これらを繰り返し行うことで効果的な拘縮対策が構築されるものと考える．

　一方，運動療法を中心としたリハビリテーションの実践者としてのPT・OTは，専門的な関与が求められるのは当然のことである．四肢の他動運動や立位・歩行といった基本動作を引き出す対応の内容は同じであるが，その際の手順や運動負荷の決定は繊細な感度を持って行わなければならない．例えば，他動運動ではターゲットとして定めた関節やその周囲の骨格筋の状態，痛みの有無などを確認したうえで，必要な負荷をかけながら関節を動かす（図Ⅳ-20）．その際，筋緊張が高い状態であれば，できるだけその影響を取り除いてから他動運動を実施する必要があり，そのための補助的な手段としては温熱療法や振動刺激療法，全身のリラクセーションを促すマッサージ器などといった物理療法の活用が挙げられる．また，背臥位から側臥位へといったように姿勢を変えることで筋緊張が緩和することもあるため，他動運動の先行対応として実施することもある．このように拘縮自体への対応効果を高めるためにも，関節可動域に影響を与える他の要因を取り除くことは，その治療の前提として必要であり，

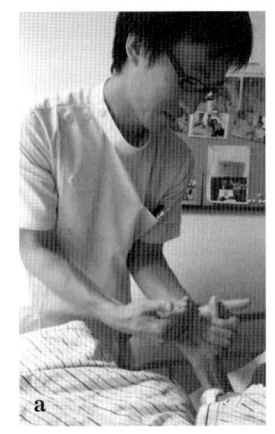

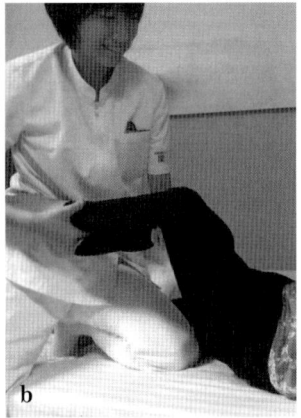

図Ⅳ-20　四肢の他動運動
a：手指の伸展，b：股・膝関節の屈曲

どのような補助的手段が個々の対象者に対して効果的であるかを見極め，実施することが重要となる．

次に，重力負荷を意識した運動プログラムにおいては，対象者のADL能力がどうであるかにかかわらず，最大限可能なものを優先的に選択し実施する．移動としての歩行や階段昇降の機会を積極的に設け（図Ⅳ-21），歩行や外出が無理であるなら屋内での立位や立ち上がりを（図Ⅳ-22），それらが不可能であれば座位のままでの他動運動（図Ⅳ-23）やベッド上での端座位（図Ⅳ-24）といった姿勢保持の時間を多く設ける．これらは各関節に重力負荷をかけると同時に姿勢を構成する下肢や体幹の筋活動や姿勢反射を誘発する目的も兼ねている．言い換えれば，関節に負荷をかけながら関節自体の運動を行い，筋緊張をより通常の状態に保とうとする働きかけといえる．例えば，立位保持の場合，はじめは対象者がPT・OTにぶら下がるような状態であっても，足底に重心が乗るように体幹や下肢を誘導し，重力をかけることで膝の伸展を誘発するようなハンドリングを行う．そして，その過程における変化を注意深く捉え，さらなる負荷が可能か否かを判断することになる．

重力負荷を意識した運動プログラムを実施するうえで重要なことは，その目的が何であるかを明確にすることである．エンド・オブ・ライフケアの対象者の多くは，プログラムとして歩行や立位を実施してもADL能力に結びつくこ

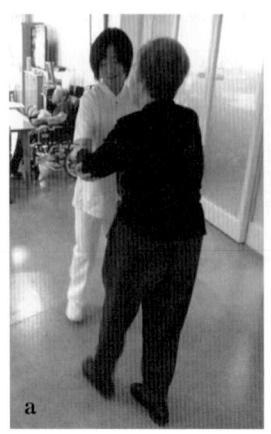

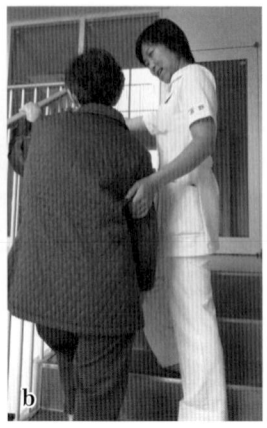

図Ⅳ-21　屋内での歩行や階段昇降
a：歩行，b：階段昇降

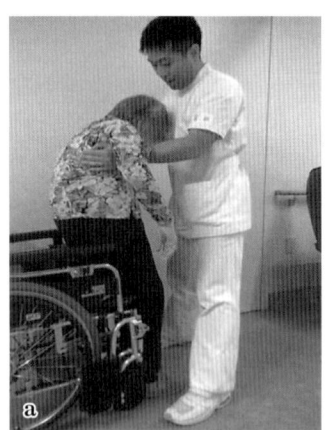

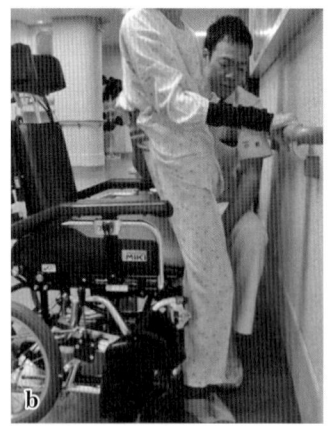

図Ⅳ-22　介助による立位保持
a：人的介助による立位保持，b：物的介助による立位保持
リクライニングなど特殊な車いすが必要なほど座位保持が困難な対象者であっても，可能なかぎり立位機会を設ける

とは期待できないことが多い．したがって，プログラムのポイントは体幹や下肢への荷重であり，それを積み重ねることで拘縮を予防し，日々の生活における他の活動を可能にすることが目的であることを，PT・OT自身が明確に認識

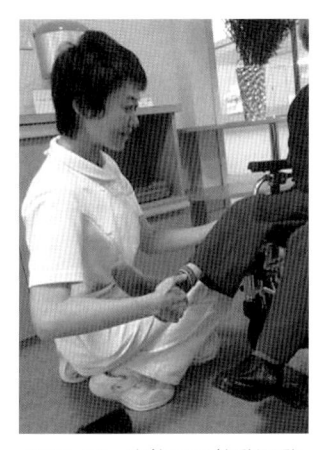

図Ⅳ-23 座位での他動運動
立位機会が少ない対象者にとって、下肢の他動運動は関節運動であると同時に関節への負荷をかける機会でもある

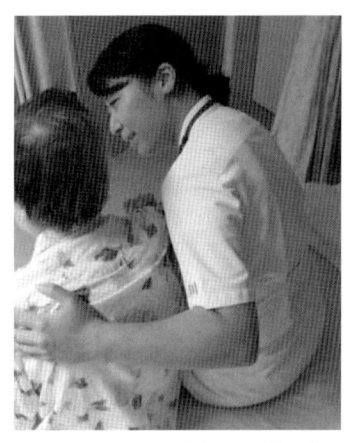

図Ⅳ-24 ベッド上での端座位
人的介助であっても可能なかぎり座位の機会を設ける

することが不可欠である．つまり，これらの働きかけの効果がADL能力に結びつかないとしても，対象者のQOLを高める基礎になることを忘れてしまうと，対象者にとっては苦痛で無意味な時間を費やすことになりかねない．

　以上，エンド・オブ・ライフケアにおけるリハビリテーションの実際について具体例を交えて紹介した．リハビリテーションの中核を成す運動療法というとPT・OTが行う専門的な治療手段とイメージされやすいが，安全性の確認さえできれば，その一部は誰にでも実施可能である．また，特別な器具なども必要とせず，日常生活の様々な場面で行うことができるため，複数人で関わることができれば1回の量は少なくても1日のうちに何度も実施されることとなり，その分の効果が期待できる．そして，このような運動療法的な関わりを基本に生活全体の活動性を保つこと，また，その効果検証からより効果的な対応を検討するといった一連のサイクルは，有効な拘縮対策としての1つの形であり，それらを包括したものがエンド・オブ・ライフケアにおけるリハビリテーションの治療戦略といえよう．

2 看護・介護の治療戦略

2.1 "動く"を支える看護・介護職

　近年，看護系の雑誌に拘縮に関する記事や報告をみかけるようになった[36,37]．このことは実際の看護・介護の現場において拘縮に遭遇することが多く，それが問題視されていることを示唆するものと思われる．しかし，看護・介護職の拘縮に対する認識は高いとはいえず，その発生機序に対する知識も乏しいことは否めない．また，拘縮自体が新たな苦痛を生む[27]という認識も低いというのが現状であるように思われる．特に，看護職は疾患から直接的に発生する諸症状に目を向けがちで，拘縮を含めた廃用症状に対する意識は高いとはいえない．なぜなら，拘縮は生命に直接関わる症状ではなく，それが原因で亡くなることはないからである．疾患の多様化や医療の機能分化，それに伴う医師，看護職の労働環境の変化などから，看護職の業務が治療偏重になりがちであることは否めず，結果として二次障害である廃用症状に対して目が向きにくいという可能性は大いにあると考えられる．しかし，拘縮の影響が生活に及ぶことは看護・介護職の間でも広く認識されており，改めて生活を阻害する因子としての拘縮に注目し，看護や介護としてどのように対応するかを検討する必要があると思われる．

　拘縮が発生する最大の要因は，身体の不活動による関節の不動とされている[27]．しかし，急性期医療の現場においては術後の早期離床の重要性は認識されていても，安静の必要や危険の回避という目的で現実として入院患者の身体的な運動を過度に制限している場合がある．また，慢性疾患を抱える高齢者医療の現場でも，高齢であることを理由に不必要な安静を強いることが少なくない[38]．疾患や加齢に基づく諸症状により，運動制限や安静を必要とする時期があることは確かではあるが，その期間が長くなれば，何かしらの弊害が生じることは当然である．対応として運動制限が選択されがちであるということは，安静を優先する意識が看護・介護職の根底に存在していると思われ，わが国の

文化・風習に残る病気になったら安静，高齢になったら無理をさせないという考えが根強いものであることを実感させられる．もしも，対象となる障害高齢者がどのような状態であっても，まずは"動く"ことを優先的に検討し，その結果，やむを得ず選択される手段が安静であったなら現状は変わっていたかもしれない．

実際のケアの場面では，拘縮のある四肢を動かすことで関節の損傷や痛みを発生させてしまうことを恐れ，動かすこと自体に消極的になる場合もある．特に，全介助状態の障害高齢者では骨密度が低いことが多く[39]，骨折の危険性が高い状態であることも影響している．しかし，動かさないことの結果として拘縮が発生してしまった場合，その責任は誰にあるのであろうか．動かないこと，あるいは拘縮が発生したことによる痛みや苦痛などは，誰が解消するのであろうか．それらを解決するために普段から四肢を動かし，拘縮が発生しないよう予防することは，何よりも優先して実施すべきではないだろうか．

生きることは動くことである．自分の力で動くことができなくなったのであれば，他動的であっても関節を動かす機会をつくり，最期まで人間らしい姿を保てるように働きかけることが看護・介護職の重要な役割である．拘縮の発生は命を脅かすことはないが，四肢が極端に曲がった姿は人としての尊厳を奪うものである．そういった意味において，対象者が"動く"ことを支えるという看護・介護職の役割は重要といえよう．

2.2 拘縮対策は"治療"ではなく"基本的ケア"

高齢者を対象とした施設や病院において，最も人員配置が多いのは介護職であり，看護職もその業務の一部，あるいは同等の部分を担うことになる．この場合の業務は対象者の食事や排泄，更衣，入浴といったADLに対する基本的ケアが中心となる．また直接的なケアばかりではなく，それらを行うための準備や後片づけなどの間接的な業務もある．したがって，現場での業務は煩雑になりがちであり，拘縮対策としての時間を設け，新しい取り組みを組み入れることは容易ではない．しかし，特別な時間を設けなくても拘縮対策を実施することはできる．その方法の1つがケアの中で関節を動かすことを意識し，ケアの対応手順としてそれを意図的に行うことである．つまり，看護・介護職が実施する拘縮対策は，"治療"として行うのではなく基本的ケアの一環として実施

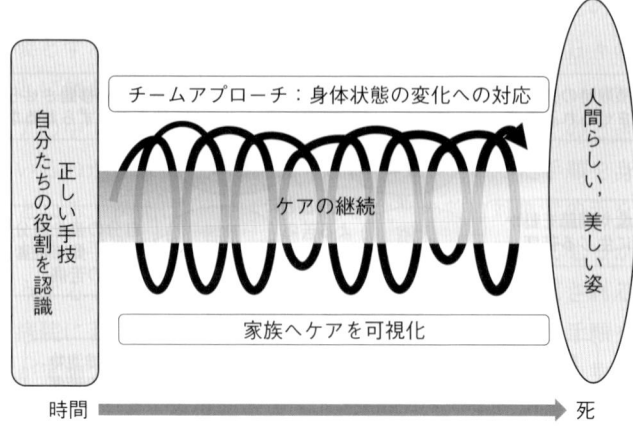

図Ⅳ-26 拘縮対策の継続
　図は自分たちの役割りの認識と手技を持ち，チームアプローチとして実施することを示している．らせんは実施内容の強弱や効果の有無をイメージしており，それを続けることで"人間らしい姿，美しい姿"での死を迎えることができる

の活動性が低下した障害高齢者を対象とした場合，その成果は数カ月や1年で認識できるものではないことも多い[42]．つまり地道な継続が必要となる．エンド・オブ・ライフケアとしての拘縮対策によって最終的に美しい姿で最期を迎えていただくためには，実施する側が自分たちの役割を認識し，家族の理解を得ながら，正しい手技を用い，チームとしての対応を続けることが不可欠である（図Ⅳ-26）．そして，施設や病院においてこれらを継続するためには，看護・介護職の意識だけではなく，そのための仕組みやリハビリテーション専門職を含めた組織全体のバックアップが必要となる．具体的な内容としては，誰にでも理解でき，負担なく実施できる手技であること，実施状況を確認できるようにすること，さらに，効果があったか否かについて関節可動域の測定結果（効果検証）のフィードバックを受けられることなどが挙げられる．これらのすべてを看護・介護職で行うことは不可能であり，チームアプローチとして組織全体が関わる仕組みを構築することが重要である．

2.4 拘縮対策としてのケアを可視化する重要性

　本来，普通に生活を送っていれば，生活に支障が出るほどの拘縮は発生しないため，拘縮という言葉も一般的にはあまり知られてはいない．つまり，重篤な拘縮がない状態が本来の姿であることはいうまでもない．だからこそ，拘縮対策とその効果は誰もが理解できるように可視化する必要がある．なぜならば，可視化することによって拘縮による不利益や発生のリスクに対する意識が生まれ，その予防に向けて家族の認識も変えることができ，ひいては家族へのケアにもつながるからである．

　施設や病院では，面会に来た家族への説明の際，基本的ケアが拘縮予防を兼ねることを説明する．また，在宅サービスを提供している場合も同様に自宅を訪問した際に説明する．これらの働きかけは，対象者と家族とのコミュニケーションやスキンシップを促進することにもつながる．例えば，面会のために家族が施設に来たときなど，何かをしたいが何をしていいのかわからないといったケースは多いと思われる．不慣れな自分たちが手足を動かすことで骨折させてはいけないと，身体にさえ触れられずにいる家族がいるかもしれない．対象者本人にとって，家族によるスキンシップは身体面のみならず心理面にも効果があると考えられるため，拘縮対策として家族が身体に触れることは，対象者と家族をつなぐ，またはそれを促進する1つの手段にもなり得るといえよう．

2.5 日々のケアがエンド・オブ・ライフケア

　アルツハイマー型認知症（Alzheimer's disease：AD）の死までの軌跡を図Ⅳ-27に示した．これは老衰の死の軌跡とも相通じるものである．AD は記憶障害から始まり，徐々にADLや生命維持能力が低下し，死に至る病である[43]．認知症や超高齢者へのケアは，死を見据えて実施してこそ，本人の意思を支えるケアにつながる．つまり，それを意識した日々のケアこそがエンド・オブ・ライフケアである．

　人生の晩年，自分で身体を動かすことができる喜びを少しでも長く感じられるように，また，寝たきりになっても人間らしい美しい姿でいられるように，超高齢者を最期までサポートすることが看護・介護職の役割であり，責務である．その中において拘縮予防は質の高いエンド・オブ・ライフケアには欠かす

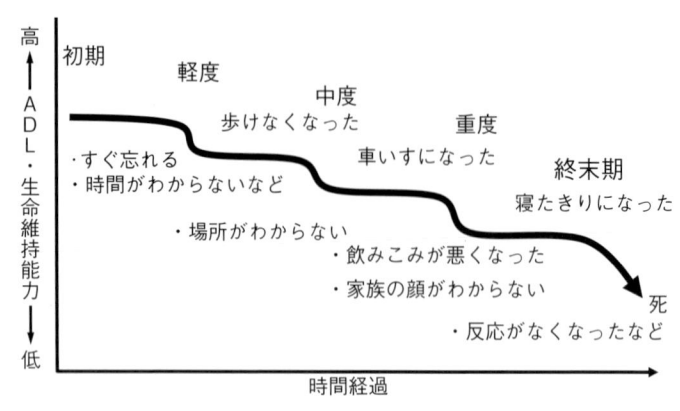

図Ⅳ-27　アルツハイマー型認知症における死までの軌跡

ことのできないものであり，それは人が最期の瞬間まで人間らしく動き，生きることを支えることにつながる．それらの具体的な例は，まさしく大田[44]が述べる「最期まで人間らしさの保証」に挙げられた項目である（図Ⅰ-7，p12）．

2.6 拘縮対策におけるケアの留意点

拘縮はできる前から予防対策を開始し，発生させないことが重要であるが，発生してしまった場合は以下の点に留意してケアを提供する．

1）発生原因から対応を検討する

拘縮が発生した原因は何であるかを確認する．疾患から考えてやむを得ないものなのか，またはケアとしての対応に不備や不足がなかったのかを知る必要がある．それを知ったうえで，動かすリスクと動かさないリスクを見極め，その後の対応策を検討する．

2）予後を確認し，ゴールを定める

発生した拘縮がその時点でどのような状態であるか，また今後どのような経過をたどる可能性があるのかについて，医師やPT・OTなどに確認する．拘縮を進行させず，現状を維持することも十分に効果である場合も多い．それらの

意見を統合した形で，関わるスタッフ間でゴールを共有することもその後のケアを考える際に重要である．

3）二次的発症のリスクを回避する

拘縮が発生したことで二次的に発生する可能性が高い他の症状について，その対応方法を検討しなければならない．具体的には，褥瘡予防や痛みの緩和，密着部位の皮膚の保護，骨折予防，安楽な姿勢・体位などへの対応である．

褥瘡を予防する場合，体位による除圧だけを考えたのでは，そこから新たな痛みや拘縮などが発生する可能性もある．そのため，体位変換の方法や着用している衣類などを同時に検討しなければならない．また，重篤な拘縮が生じている部位の清潔を保つためには，密着する皮膚の保護を考えることが必要となる．場合によっては清拭よりも短時間のシャワー浴を選択し，入浴が可能ならば浴槽に入り，筋緊張を緩和したほうがより効果的な場合もある．

エンド・オブ・ライフケアでは既存の発想にとらわれず，個々の対象者に対するオーダーメイドの対応策を検討することが重要である．

4）痛みに対応する

拘縮が発生した場合，ケアの際に痛みが生じることを認識しておく必要がある．特に，重篤な拘縮がある対象者は痛みを言葉で訴えられないことも少なくない．そのため，ケアを実施すると同時に表情などを観察し，苦痛を与えていないかを判断しなければならない．そして，拘縮が発生している関節の支え方，動かし方などについては，リハビリテーション専門職から直接指導を受け，適切な方法で対応する必要がある．

5）家族に説明する

先にも述べたが，家族は拘縮という言葉を知らない場合が多い．したがって，疾患やそれに直接起因する症状だけではなく，二次的に発生する廃用症状についても説明をしておく必要がある．疾患を問わず，寝姿や四肢の状態などの外観上の変化は誰がみても判断できる．家族への説明には，わかりやすい言葉で具体的に表現し，今後どのような状態になる可能性があるかについて伝えることが重要である．

2.7 多職種で生前のケアをし尽くすこと

　看護の中では「エンゼルケア」が注目されている．エンゼルケアとは，死亡確認後のケアの総称で，"死後ケア"であり，その中にエンゼルメイク，グリーフケアおよび死後の身体部分の整えが重なり合い，連動しつつ存在する[45]といわれている．しかし，拘縮予防の観点からいえば，亡くなってからではすでに遅い．亡くなる前から，ご遺体になったときのことを見据えて実施する必要がある．生前のケアをし尽くしてこそ，エンゼルケアにつながる．

　リハビリテーション専門職は対象者の"できる"部分に着目する傾向にある．一方，看護職は"できない"部分に着目することは得意であるが，"できる"部分に目を向けることは習慣化されていない．障害高齢者の場合，生活上のあらゆる行為が徐々にできなくなることは当然であり，残された機能を生活の中で活かし，その人らしい生活が送れるようにいかにコーディネートするかがケアとして重要となる．看護・介護職のみでは最善・最良のケアを提供することは難しく，高齢者ケアこそ多職種によるチームアプローチが必要となる．

　拘縮予防を含め，エンド・オブ・ライフケアの対象者に最期まで人間らしくあることを目的に対応することは，対象者が亡くなった後，家族に良い余韻を残すことにつながる．看護・介護職やリハビリテーション専門職の関わりは対象者のみならず，その家族にまで影響するということを自覚し，チームアプローチとして生前の対応をし尽くす必要があるといえよう．

文　献

1) Harvey LA, et al：A randomized trial assessing the effects of 4 weeks of daily stretching on ankle mobility in patients with spinal cord injuries. *Arch Phys Med Rehabil* **81**：1340-1347, 2000
2) Harvey LA, et al：Effects of 6 months of regular passive movements on ankle joint mobility in people with spinal cord injury：a randomized controlled trial. *Spinal Cord* **47**：62-66, 2009
3) Selles RW, et al：Feedback-controlled and programmed stretching of the ankle plantarflexors and dorsiflexors in stroke：effects of a 4-week intervention program. *Arch Phys Med Rehabil* **86**：2330-2336, 2005
4) Horsley SA, et al：Four weeks of daily stretch has little or no effect on wrist contracture after stroke：a randomised controlled trial. *Aust J Physiother* **53**：239-245, 2007
5) Winters MV, et al：Passive versus active stretching of hip flexor muscles in subjects with limited hip extension：a randomized clinical trial. *Phys Ther* **84**：800-807, 2004

6) Leung MS, et al：Effects of deep and superficial heating in the management of frozen shoulder. *J Rehabil Med* **40**：145-150, 2008
7) Katalinic OM, et al：Effectiveness of stretch for the treatment and prevention of contractures in people with neurological conditions：a systematic review. *Phys Ther* **91**：11-24, 2011
8) Light KE, et al：Low-load prolonged stretch vs. high-load brief stretch in treating knee contractures. *Phys Ther* **64**：330-333, 1984
9) Steffen TM, et al：Low-load, prolonged stretch in the treatment of knee flexion contractures in nursing home residents. *Phys Ther* **75**：886-895, 1995
10) Fox P, et al：Effectiveness of a bed positioning program for treating older adults with knee contractures who are institutionalized. *Phys Ther* **80**：363-372, 2000
11) Harvey LA, et al：Twelve weeks of nightly stretch does not reduce thumb web-space contractures in people with a neurological condition：a randomised controlled trial. *Aust J Physiother* **52**：251-258, 2006
12) 森山英樹, 他：運動器疾患に対するストレッチングの効果—システマティックレビューとメタアナリシスによる検討. 理学療法学 **38**：1-9, 2011
13) Lehmann JF, et al：Effect of therapeutic temperatures on tendon extensibility. *Arch Phys Med Rehabil* **51**：481-487, 1970
14) Lentell G, et al：The use of thermal agents to influence the effectiveness of a low-load prolonged stretch. *J Orthop Sports Phys Ther* **16**：200-207, 1992
15) Taylor BF, et al：The effects of therapeutic application of heat or cold followed by static stretch on hamstring muscle length. *J Orthop Sports Phys Ther* **21**：283-286, 1995
16) Brodowicz GR, et al：Comparison of stretching with ice, stretching with heat, or stretching alone on hamstring flexibility. *J Athl Train* **31**：324-327, 1996
17) Knight CA, et al：Effect of superficial heat, deep heat, and active exercise warm-up on the extensibility of the plantar flexors. *Phys Ther* **81**：1206-1214, 2001
18) Peres SE, et al：Pulsed shortwave diathermy and prolonged long-duration stretching increase dorsiflexion range of motion more than identical stretching without diathermy. *J Athl Train* **37**：43-50, 2002
19) Draper DO, et al：Shortwave diathermy and prolonged stretching increase hamstring flexibility more than prolonged stretching alone. *J Orthop Sports Phys Ther* **34**：13-20, 2004
20) Brucker JB, et al：An 18-day stretching regimen, with or without pulsed, shortwave diathermy, and ankle dorsiflexion after 3 weeks. *J Athl Train* **40**：276-280, 2005
21) Draper DO, et al：Immediate and residual changes in dorsiflexion range of motion using an ultrasound heat and stretch routine. *J Athl Train* **33**：141-144, 1998
22) Reed BV, et al：Effects of ultrasound and stretch on knee ligament extensibility. *J Orthop Sports Phys Ther* **30**：341-347, 2000
23) Aijaz YR, et al：Ultrasound and prolonged long duration stretching increase triceps surae muscle extensibility more than identical stretching alone. *Indian J Physiother Occup Ther* **1**：11-18, 2007
24) Williams PE：Use of intermittent stretch in the prevention of serial sarcomere loss in immobilised muscle. *Ann Rheum Dis* **49**：316-317, 1990
25) 中田　彩, 他：持続的伸張運動の実施時間の違いが関節拘縮の進行抑制効果におよぼす影響. 理学療法学 **29**：1-5, 2002

26) 西田まどか，他：持続的伸張運動と間歇的伸張運動が拘縮と筋線維におよぼす影響―関節固定法と後肢懸垂法を組み合わせたラットの実験モデルによる検討．理学療法学 **31**：304-311，2004
27) 沖田　実（編）：関節可動域制限　第2版―病態の理解と治療の考え方．三輪書店，pp2-20，21-49，50-68，174-212，2013
28) 福井　勉：姿勢保持とバイオメカニクス．総合リハ **36**：121-125，2008
29) 中村隆一，他：歩行．中村隆一，他（著）：基礎運動学　第5版．医歯薬出版，pp333-384，2000
30) 吉村茂和：異常歩行．細田多穂，他（編）：理学療法ハンドブック　第3版．第1巻　理学療法の基礎と評価．協同医書出版，p559，2002
31) 小松泰喜：バリアフリー施設（高齢者福祉施設）における転倒予防対策．*Osteoporosis Jpn* **15**：40-44，2007
32) 住宅建築専門用語辞典．http://www.what-myhome.net/11sa/zamendaka.htm（2014年6月19日アクセス）
33) 上田　敏：リハビリテーションの歩み―その源流とこれから．医学書院，pp292-296，2013
34) 小泉勇治郎：福祉レクリエーション援助におけるイベントプログラムの考え方と方法．日本レクリエーション協会（監）：福利レクリエーション援助の方法．中央法規出版，pp121-141，2000
35) 石田健司，他：運動器疾患．総合リハ **37**：313-318，2009
36) 稲川利光：その"ちょっと"で生活が広がる！環境の工夫が大切．*Expert Nurse* **29**：62-64，2013
37) 小林順子：拘縮予防に「丸めた柔らかいタオルを握らせない」．*Expert Nurse* **30**：61-62，2014
38) 川島みどり，他：人が起きて生活するということ．*Nurs Today* **24**：20-22，2009
39) 安川早小女：骨折を伴う骨粗鬆症．おはよう21 **20**：80-81，2009
40) 桑田美代子，他：超高齢者ケアの展開―"拘縮対策"から"寝姿の美しさ"へ．日本老年看護学会誌 **14**：72-75，2010
41) 桑田美代子：豊かないのちの看取り―生活の中のケア．緩和ケア **17**：97-101，2007
42) 福田卓民，他：療養型病院における膝関節可動域制限の進行予防とチームアプローチの効果．地域リハ **8**：551-554，2013
43) 桑田美代子：重度から終末期のケア―認知症のエンドオブライフを支える．こころの科学 **161**：72-77，2012
44) 大田仁史：終末期リハビリテーション―リハビリテーション医療と福祉の接点を求めて．荘道社，pp52-57，2002
45) 小林光恵：ケアとしての死化粧．日本看護協会出版会，p19，2004

第Ⅴ章 拘縮に対するチームアプローチ

1 エンド・オブ・ライフケアを担う施設における拘縮対策の現実的な問題とその対策

1.1 拘縮対策の現状

　拘縮対策として，それが発生する前の予防が重要であることは広く知られているが，エンド・オブ・ライフケアの臨床では，すでに発生している拘縮に対応することが多い[1~3]．その理由としては，その時期に至る過程において拘縮が発生しても軽度であれば発見されにくいこと，また発見されても症状が顕著になるまでは問題視されないことなどが挙げられる．したがって，拘縮が発生し，ADLや介護対応に支障をきたしてからはじめて拘縮対策が講じられることが多い．具体的な対応方法としては，発生が予測される関節を積極的に動かしておくこと，そしてその関節の状態を常に把握しておくことが欠かせない．しかし，すべての関節の状態を把握できるわけではなく，どの関節にどの程度の拘縮が生じるかを予測するための指標も少ないため[1,2]，現実的に予防としての関節運動を継続することは容易ではない[4]．例えば，いつ誰がどう動かすかなど，実施に至るまでに検討すべきことは多く存在する．特に，エンド・オブ・ライフケアを担う施設や病院での拘縮対策は，限られたマンパワーで多数の対象者に実施することとなり，その方法や手順には一層の工夫を必要とする．また，対策を実施したからといってすぐに効果が実感できるものではないため[4]，実施する側のモチベーションを保つことはきわめて難しい．これらの理由により，拘縮自体の悪影響や予防の重要性を認識していても，実際に拘縮対策の実施やその継続ができないといった例は少なくない．

　当院における拘縮対策は，2007年に具体的な方針を立て本格的な開始に至った．しかし，それまでは試行錯誤の連続であり，問題提起から数年間は何の結果も導くことができずに時間だけが経過した．本節では当院が拘縮対策を重要視する理由を述べたうえで，実施に至るまでの経緯について解説するとともに，この過程で顕在化した具体的な問題点やその対策を紹介する．

1.2 青梅慶友病院の概要

当院は"自分の親を安心して預けられる施設をつくる"ことを目指し，1980年2月，東京都青梅市で開院した[5]．開院前の1970年頃の老人病院といえばマイナスのイメージが強く，患者に対する対応も尊厳に配慮されたものではないことが多かった．そのような老人病院なるものの存在を初めて知った1人の医師がせめて自分の親だけでも安心して任せられるような場所をつくろうと思い立ち，開院したのが当院である．医療が中心の病院という組織において，服薬や注射，検査などといった場合によっては過剰になりがちな医療行為を最低限に抑え，何度かの増床とそれに伴って職員を増員する中で（表V-1），入院患者のQOLを高めるために様々な取り組みを続けてきた．具体的には，開院翌年の1981年からレクリエーションを導入し，身体拘束の廃止を進めるとともに，"寝たきり起こし"と称し，重度の障害高齢者であっても積極的に離床を進め，活動への参加を促すことで入院生活の活性化を図った（表V-2）．また，病棟内に備えた家具調度品を一般家庭に近いものにし，日中は病衣ではなく普段着に着替えて過ごすなど，生活の場としての環境を整えた．これらは医療が必要な高齢者ではあるものの，医療ばかりではなく個人の尊厳を重要視した生活環境の整備が必要であるとの思想に基づくものである．開院から30年以上が過ぎた現在，許可病床数は736床，入院患者の平均年齢は88.2歳と超高齢で，平均在院期間は3年4カ月と長期にわたり，入院患者の約9割が入院したまま最期を迎える（表V-3）．実践目標として「自分の親および自分を安心して預けられる施設」を目指すことを掲げ，「豊かな最晩年をつくる」ことを当院の役割と位置づけている．

表V-1　開院からのベッド数と職員数

	ベッド数	職員数
1980年2月1日開院	147	34
1982年～	283	90
1985年～	558	176
1990年～	836	349
2002年～	798	834
2007年～現在	736	787

表V-2　開院からの取り組み

1980 年	開院
1981 年	レクリエーション・サービス開始
1982 年	理学療法施設認可
1985 年	身体拘束を全面的に廃止
1986 年	作業療法施設認可
	各病棟に「生活活性化員[※]」を配置
1987 年	医療相談室開設
1988 年	寝たきり起こし開始，おむつ外しの推進
1992 年	病衣を廃止し日中は普段着を着用，家庭的な院内環境の整備，院内コンサート開始（プロの演奏家によるもの）
1993 年	法話会・院内礼拝開始
1994 年	美食倶楽部（シェフによるコース料理，職人によるにぎり寿司などの提供）開始
	病院敷地内に遊歩公園開設
1999 年	コンサートホール増設，拘縮対策検討開始
	言語聴覚療法施設認可
2004 年	整容の徹底
2007 年	拘縮対策開始

年間提供活動：開催概要と実績（2013 年）
年間参加者数　85,874 名
　内訳　イベント参加者数[*1]　　12,952 名（90 回開催）
　　　　日々の個別活動参加者数[*2]　72,922 名（365 日対応）
　[*1]月例コンサート，季節のイベント，映画上映，宗教行事など
　[*2]手工芸，読書，音楽鑑賞など

[※]入院患者の心身の活性化を図るため，余暇活動の提供を中心とした業務を行う介護職．当院独自の職種であり，各病棟に1名を配属している

1.3　青梅慶友病院における拘縮対策の必要性

　当院に入院する障害高齢者は，入院中に拘縮が発生するリスクが高い．その理由としては，慢性的な疾患を抱え生活全般に介護を要すること，そのために生活自体が不活発になりがちであること，そして，その状態が長期間に及ぶことなどが挙げられる．すでに拘縮が発生した状態で入院する場合もあるが，同様の理由で入院中に拘縮が進行することも少なくない．障害高齢者にとっての拘縮はADLに支障をきたすだけではなく，人生の最終ステージとしての生活に様々な制限を与える要因となり，さらには亡くなったときの最期の姿を左右する．重篤な拘縮を有し不自然な寝姿で最期を迎えることは，人としてあって

表V-3 入院患者の概要

許可病床数	736床
入院患者数	698名（男性157名，女性541名）
平均年齢	88.2歳
平均在院期間	3年4カ月
基礎疾患　脳血管疾患	205名（29.3%）
運動器疾患	64名（ 9.2%）
精神疾患	342名（49.0%）
その他	87名（12.5%）
生活概要　一人で移動できない	592名（84.8%）
一人で食べられない	356名（51.0%）
一人で排泄できない	598名（85.7%）
認知症状（中〜重度）	544名（77.9%）
年間退院者数　自宅退院	16名（ 5.7%）
（281名）　　転院	8名（ 2.8%）
死亡退院	257名（91.5%）

2013年12月1日現在
年間退院者数は2012年12月1日〜2013年11月30日の1年間の実績である

はならない状態であることはいうまでもなく，入院患者の約9割が入院したまま最期を迎える当院にとって拘縮対策は必要不可欠な取り組みである．

1.4　取り組み開始時の混乱と問題点

　拘縮に対して問題提起がなされたのは1998年頃のことであった．亡くなったときの姿として，口が開き，腕が極端に曲がり，膝が伸ばせないなどといった状態は可能なかぎり防がなければならない．当時，実際にどれだけの入院患者が拘縮を有したまま最期を迎えたかというデータはないが，現実として前述のような例がみられたことは確かである．その後，PT・OT・ST，そして看護・介護職によって，その対策について様々な検討や試行がなされた（表V-4）．大まかには，対象者の運動機能にあわせたプログラムを立て，それを関わるすべてのスタッフで実施すること，そして，その効果を判定するために関節可動域の測定を定期的に行うことなどである．しかし，実施するはずのプログラムは，それまで行ってきた別のプログラムに対する後付けのような形となったため定着には至らず，関節可動域の測定も対象関節の多さから単発に終わり，数名で

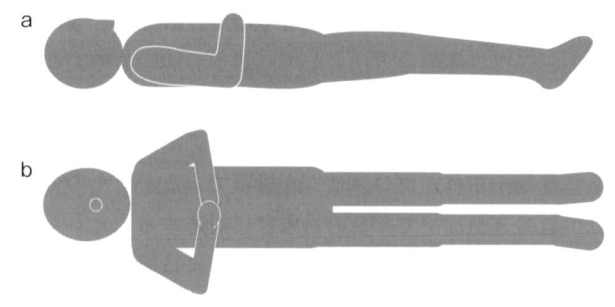

図V-1 青梅慶友病院の拘縮対策が目標とする"美しい姿"
　a：背臥位．横から見た図．顎が上がっていない．膝が曲がっていない
　b：背臥位．上から見た図．顔は正面を向いている．両手を胸の前で組むことができる．左右が対称である

語化した．これは，たとえ内容の検討や試行段階での混乱が生じても，その言葉の存在によりスタッフの意識をある程度統一させられると考えてのことである．言葉を定めるにあたっては当院の方針に合致し，すべての対象者の目的となることを念頭に置いた．最終的に定めた言葉は，"美しい姿で最期を迎えていただく"という障害高齢者の最期の姿をイメージするものとした．ここでいう"美しい姿"とは，口が閉じられ，顔は正面を向き，両手を胸の前で組み，両脚が伸びた自然な寝姿であり（図V-1），さらには，頭髪が整えられ，表情は穏やかで，肌には潤いが残り，全身が清潔であることなどが加わった姿を示す言葉である．拘縮という観点で言い換えれば，その"美しい姿"を実現できる程度に関節可動域が確保されていることを意味している．

2）拘縮対策の対象者
　当院における拘縮対策は疾患や罹病期間，ADLの自立度などといった対象者個人による状況の違いを一切問わず，入院するすべての患者を対象に実施することとした．理由としては拘縮は誰にでも発生する可能性があること，そして，入院するすべての高齢者に"美しい姿で最期を迎えていただく"ことを目指す対策であることが挙げられる．疾患やADLの自立度などが拘縮の発生・進行に影響し，入院患者に個人差が生じている可能性は十分にあると考えられたが，病院全体として拘縮対策を再開するにあたってはそれを問わないこととした．

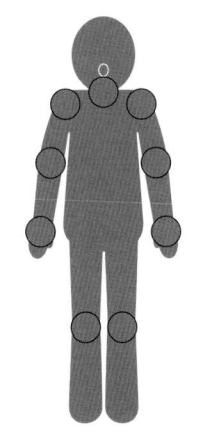

図V-2　拘縮対策の対象関節
頚部ならびに両側の肩関節，肘関節，手指，膝関節の計9カ所

3）対象関節・部位

　拘縮対策を現実的に進めるために，対象とする関節は"美しい姿"を構成する最低限のものに絞ることとした．具体的には，対象者1人につき，頚部前屈ならびに両側の肩関節外転，肘関節伸展，手指伸展，膝関節伸展の9カ所である（図V-2）．股関節の屈曲拘縮や足関節の尖足拘縮なども問題視されてはいたが，前者は膝関節屈曲に連動している可能性があること[7]，後者は寝姿としての背臥位において，形の上で問題とはならないことを理由に対象から外すこととした．現実的に拘縮対策を実施・継続するためには，できるだけ少ない対象関節から開始することが絶対的な条件であると判断したことが9カ所に絞った理由でもある．このように2007年の開始時には，対象とする関節が9カ所であったが，2009年には顎関節の動きについての開口状態を，2012年には両側の足関節背屈をそれぞれ加え，現在では対象者1人につき12カ所を対象部位としている．

4）関節可動域の許容域

　拘縮対策における対象関節は9カ所としたが，単なる参考可動域[8]との比較では目的に沿った効果検証ができないため，"美しい姿"としての9カ所がどのような状態であるべきかを検討した．例えば，肩関節外転の参考可動域は180°

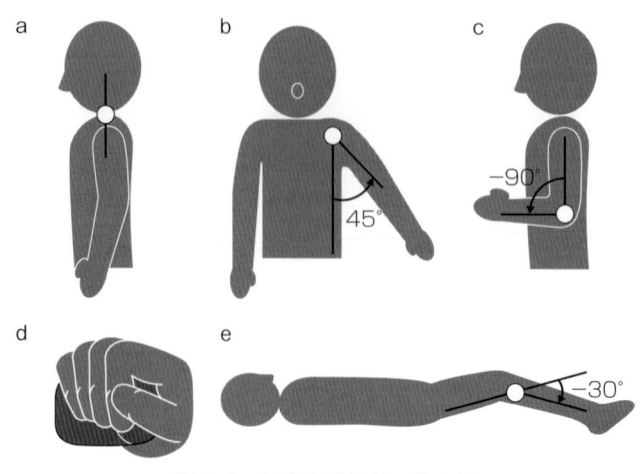

図V-3 対象関節とその許容域
a：頚部前屈：0°（正中位）
b：肩関節外転：45°
c：肘関節伸展：−90°（屈曲90°）
d：手指（示指〜小指）：手掌との間が2横指
e：膝関節伸展：−30°（屈曲30°）

であるが，腋窩の清潔を保つことができ，着替えに支障をきたさず，背臥位時に胸の前で両手を合わせることができる最低限の可動域を考えた場合，180°の1/4に過ぎない45°であっても，その要件を十分に満たすと思われる．そのような観点から，それぞれの関節の可動域に許容域を設けた．具体的には，頚部は他動運動で前屈0°，すなわち正中位の位置をとれること，肩関節外転は45°を超えること，肘関節の伸展制限は−90°未満であること，手指は示指から小指までの4指と手掌との間に2横指以上の隙間ができること，そして膝関節の伸展制限は−30°未満であることとした（図V-3）．なお，許容域の詳細については本章第2節で述べることとする．

5）プログラムの選定

　拘縮対策の具体的なプログラムの選定については，従来から検討・試行されていた看護・介護職による日常ケアの中での他動運動を改めて整理し，項目を絞り，不用意に業務を増やすことがないよう手順を定めることから始めた．例えば，おむつ交換が終了したとき，おむつを鼠径部にフィットさせることを目

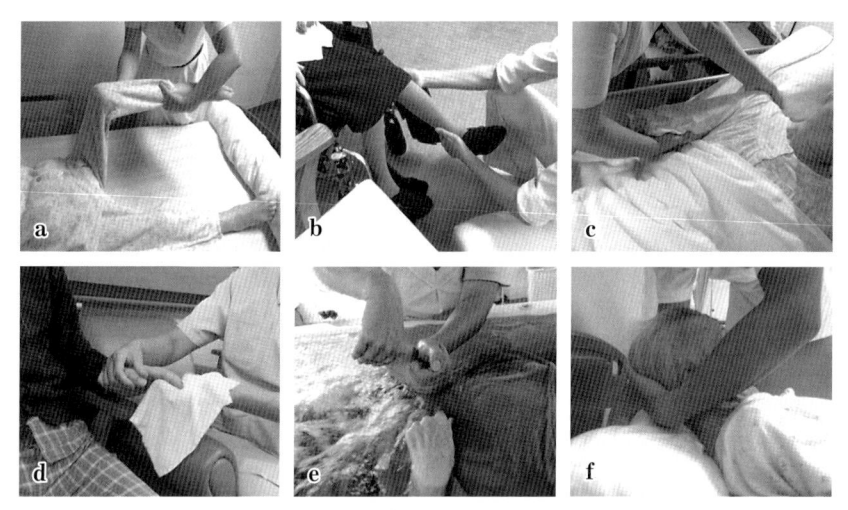

図V-4　日常ケアにおける対応
a：おむつ交換終了時の下肢の屈伸
b：車いす移乗時の膝関節伸展
c：掛布団から上肢を出すときの肩関節外転
d：おしぼりで手を拭くときの手指伸展
e：入浴時の手指伸展
f：他動的な頸部の前屈

的に左右の下肢を1回ずつ屈伸することとし，股関節と膝関節の他動運動を組み込んだ．また，食事前におしぼりで手を拭くときには1本1本の指を伸ばして拭くことで手指の伸展運動を兼ねた．他にも，車いすへ移乗した際の膝関節伸展，掛布団から上肢を出すときの肩関節外転と肘関節伸展，入浴時の手指伸展や他動的な頸部の前屈など，実施するスタッフが極力負担を感じなくてすむよう6つのケア場面に他動運動としての一行為を組み込んだ（図V-4）．これらを実施することにより，1日の生活の中で対象とする関節が必然的に何度も動かされることになり，しかも生活全般に介護を必要とする場合であればあるほど，その頻度が増えるように設定した．また，PT・OTによる個別の運動プログラムも同時に検討・試行したが，まずは看護・介護職による実践を最優先することとした．

6）効果判定

　拘縮対策の実施に際し，その効果を判定するためには対象関節の可動域を測定することが欠かせない．関節可動域はPT・OTが測定することとしたが，当時のスタッフ数は合計18名で，そのうち実質的に関節可動域の測定にあたる者は14名であった．この人数で約700名の患者の測定を実施するということは，1人のPTまたはOTが50名の患者に対して行うことであるため，それを突然に開始した場合，業務負担感だけが先行する可能性があると考えた．そこで用いた方法が目測による判定と○×式の記録である．前述した許容域を数値であらわすと，頚部前屈0°，肩関節外転45°，肘関節伸展 −90°，手指−手掌間2 cm，膝関節伸展 −30°となるが，この角度と距離は対象とする関節の状態がある程度目測で判断できることをあらかじめ考慮した設定でもあった．これらを基準として肩関節は斜め下45°以上開けば"○"，肘関節は90°曲げた状態よりも伸ばすことができなければ"×"，と記録することになる．頚部の0°や手指−手掌間の2 cm，膝関節伸展の −30°も大まかではあるが目測で判定しやすいものとして設定した．この方法は，たとえ目測であってもまずは全対象者における全対象関節の可動域についての判定を行い，それを習慣化するということを最優先と考えて定めた方法でもあった．

　また，測定頻度は入院患者の平均在院期間や1人のPT・OTが対象とする人数などを考慮し，2カ月に1度とした．導入当時は，○×式であってもその精度や進み具合に個人差があり，他の業務との関係から若干の混乱を招いたが，2カ月ごとの測定を繰り返す中で，対象者50名の9カ所の関節に対応することは次第に定着した．また，半年ほど経過した頃から試験的に膝関節伸展可動域の実測を始め，その精度を高めるべく第三者による再測定などを実施しながら対象関節を増やした結果，○×式を開始してから1年後には全対象者に対して2カ月ごとに9カ所の関節可動域を実測するに至った．もしも開始の段階から関節可動域の実測を取り入れていたとすれば，他の業務への影響や個々人が抱く業務負担感などにより，継続することはできなかったのではないかと思っている．

7）全体像の視点

　当院の拘縮対策は，その対象を1人につき9カ所の関節としたが，その効果判定を可視化することには時間を要した．なぜならば，関節可動域の測定結果

は角度でしかなく，それを示したからといってPT・OTを除けば，その数値から身体の状態をイメージすることはできないからである．また，当院で定めた許容域と実測値を比較した場合でも，9カ所の中に"許容内"と"許容超え"が混在しており，対象者1人の姿を示す情報としては混乱を招く可能性があった．

最終的には各対象関節の可動域を示すのではなく，9カ所のうち許容域を超える関節可動域制限が1カ所以上あれば重篤な拘縮の"保有者"としてカウントすることとした．それを合計することで，病院全体の保有者数や保有者率などの推移をみることができ，拘縮対策の効果を検証することが可能と判断したためである．このことにより，関節可動域の測定結果を角度から全体像としての視点に変換し，病院全体としての傾向を確認できるものになったと考える．また，この表現方法は関節可動域についての知識がないスタッフであってもある程度理解でき，多職種で結果を共有できるため，当院の対策において大きなポイントであったと思われる．

8）保有者数の推移

拘縮対策としての効果を検証し，具体的にどのように示すかについては，以下に述べる2点について慎重に検討した．1点目は用いるデータについてである．当院の拘縮対策の目標が"美しい姿で最期を迎えていただく"ことだからといって，死が間近に迫ったような状況で，あるいは亡くなったそのときに関節可動域を測定することはできない．それは倫理上大きな問題であることはもちろん，人生の最終局面における対応として不適切である．そのため，目標に対する達成度を判断するために，どの時点のデータを用いるかを考える必要があった．2点目の理由は効果的であることを示すことである．拘縮対策を本格的に再開したといっても，実施したなりの効果がみえなければ継続が困難となることは明らかである．しかも1度頓挫しかけた取り組みであるため，この対策が効果的であるということについて，関わるすべての職員が実感できるように示さなければならず，このことはその後の展開にも関わる大きな課題でもあった．

それら2点を考慮したうえで導いた結論は，在院者における保有者数と保有者率の推移を用いて拘縮対策の効果を検証することであった．在院者を対象として2カ月ごとに対象関節の可動域を測定することでほぼ全対象者の情報を得ることができ，効果を検証するには十分なデータが集まる．さらに，在院者の

保有者数・保有者率の増減は，結果的に死亡退院時のそれらの増減につながるであろうと考えての結論である．

　以上，当院における拘縮対策について，その問題提起から実施までの経緯について述べた．拘縮対策は単発的な対応ではなく継続することが重要であることは広く知られている．しかし，実際にそれを行うことは難しく，実践に至るまでには様々な工夫が必要であることを痛感するものであった．また，関節可動域はPT・OTなどにとって馴染み深いが，角度という数値から身体の形や動き，全体像などをイメージすることは他職種にとって難しいことが多く，角度の増減だけで結果を示し，効果を共有することは現実的に困難であった．さらには，四肢を他動的に動かすことについても，簡単に導入できるものではなかった．拘縮対策は運動器への対応が主であることから，必然的にPT・OTが中心的な役割を担うことが多くなると思われるが，第三者に対し，いかに理解しやすいものにできるかが鍵であり，拘縮対策を成立させる重要な条件であるといえよう．

2 青梅慶友病院における拘縮対策の取り組み

2.1 QOLを保つための拘縮対策

　当院が目標とする"美しい姿"とは前節で述べられているとおり，口が閉じられ，顔は正面を向き，両手を胸の前で組み，両脚が伸びた自然な寝姿であり，これに加えて清潔で，頭髪や衣服なども整っている状態を示す（図V-1, p130）．しかし，最期の姿はそのときになって取り繕えるものではなく，そこに至るまでの働きかけの結果である．たとえ対象者が加齢や基礎疾患などにより，心身機能に重度の障害を抱えていたとしても，日々の生活の中でいかに拘縮を発生させないよう対応するかが重要なポイントとなる．したがって，当院の拘縮対策は対象者の状態にかかわらず，最期の姿を見据えて入院直後から全員を対象に実施している．

　拘縮は，その部位と程度によっては生活上の問題にならない[2,9,10]．ここで重要視すべきは拘縮を予防することにより，いかにQOLの維持・向上に結びつけるかを見定めることにある．冒頭で述べた自然な寝姿だけを目指すのであれば，単純に背臥位の姿勢を整えることだけを考えればよいが，それではQOLを高めることにはならない．しかし，リハビリテーションはQOLを向上させることこそが目的である．対象者の生活をどのように整え，その中でいかに拘縮を発生させないように対応するかという視点が重要であり，その結果として"美しい姿"が実現するものと筆者らは考えている．拘縮の発生を予防できたとしても，QOLが低下したのでは拘縮対策を実施した意味がなくなってしまう．QOLを低下させず，むしろ高めるために拘縮に対して働きかけることこそ，エンド・オブ・ライフケアとしての拘縮対策にとって重要なポイントであるといえよう．

　拘縮の発生によるQOL低下の具体的な例としては，身体運動の制限により活動機会が失われ，楽しみの少ない臥床中心の生活になることが挙げられる．また，身体の清潔が十分に保たれないことも，拘縮の重篤化に伴って引き起こ

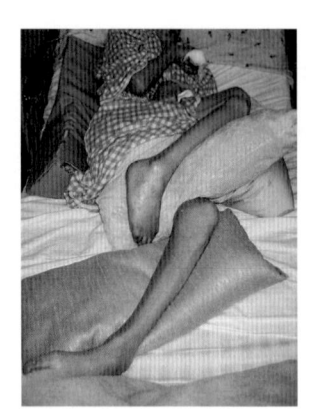

図V-5 清潔を保ちにくい股関節の屈曲・内転拘縮

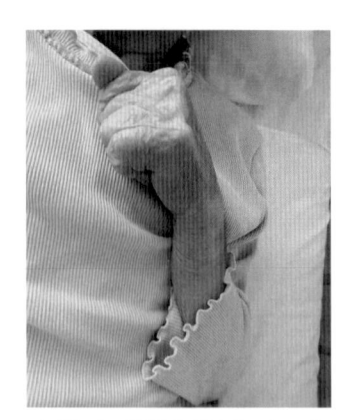

図V-6 清潔を保ちにくい手指の屈曲拘縮

されるQOLの低下である．これらはいずれも，人として生活を送るうえで重要視されるべきものであり，ADLの自立度にかかわらず，ケアされていなければならない．前節で紹介した9ヵ所の対象関節における可動域の許容域は（図V-3），清潔の保持と活動性の維持を考慮したうえで当院独自に設定したものであり，以下に具体例を挙げながらこの点について概説する．なお，この9ヵ所の拘縮を予防するだけですべてが解決するわけではないことは十分に認識しているが，最低限守るべき一線であると考えている．

1）清潔を保つこと

　四肢の拘縮が重篤で清潔を保つことが困難なケースに遭遇することは珍しいことではない．例えば，股関節の屈曲・内転拘縮のために鼠径部や陰部の清潔が保ちにくい場合や（図V-5），手指に発生した重篤な屈曲拘縮によって手掌面が不衛生な状態になる場合（図V-6）などは頻繁に認められる．また，このような拘縮のある関節を一時的に動かし，皮膚を清拭することができたとしても，その直後に元の状態へ戻してしまえば，皮膚を乾燥させるための時間を設けることができず，結果的に清潔は保てない．加えて，このような状態を繰り返すことで，場合によっては皮膚疾患を発生させることにもなる．つまり，拘縮の発生は皮膚の清潔保持を妨げる直接的な因子ということができよう．

　拘縮が清潔に与える影響は皮膚だけに限ったものではない．例えば，手指に

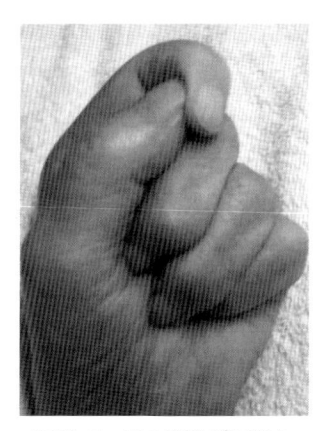

図V-7　爪の管理が困難な手指の屈曲拘縮

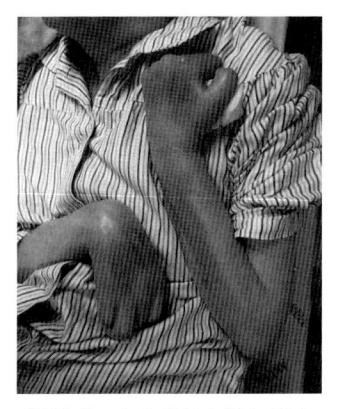

図V-8　上衣の袖を通しにくい肘関節の屈曲拘縮

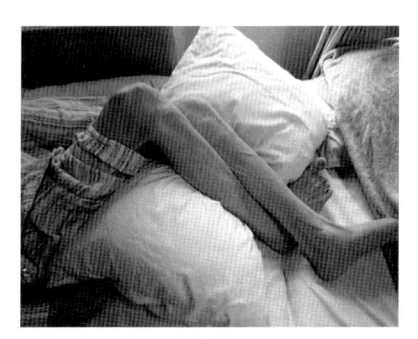

図V-9　ズボンがはきにくい股・膝関節の屈曲拘縮

　重篤な屈曲拘縮があれば，爪を切ることや爪先を整えることが難しくなり，指先が不衛生になる（図V-7）．また，四肢に重篤な拘縮が発生すると着替えすらままならない．具体的な例としては，肘関節の屈曲拘縮は上衣の袖を通すことを困難にし（図V-8），股・膝関節の屈曲拘縮はズボンをはくこと，それを腰まで上げることを困難にする（図V-9）．これらの行為を他動的に無理に行えば，把持する四肢の皮膚や関節を傷つけ，最悪の場合は骨折を起こす可能性もある．
　このように拘縮が発生・進行した場合に，皮膚や身なりの清潔を保つことは容易ではない．したがって，当院の拘縮対策では，それらを安全に行える程度

に関節可動域を維持することを目的の1つとしている．具体的には，腋窩の清潔保持や上衣の脱ぎ着などが安全に行えるよう肩関節外転を45°以上に保つこと，そして肘関節の伸展制限は，肘の内側の通気性を確保し，かつ上衣の袖を通しやすいように−90°未満にとどめることを目安としている．また，手指においてはたとえ屈曲拘縮が生じたとしても，手掌面との間に最低限の空間を保てるよう2横指以上の間隔が空けられることを基準としており，膝関節においてはズボンの着脱がしやすく，股関節に二次的な屈曲拘縮を発生させないことを目標に，その伸展制限は−30°未満にとどめることとしている．そして，頚部においては後屈傾向になることで口が開いた状態になりやすく，これによって口腔内が乾燥しがちになることから，他動的であっても正中位をとることができ閉口できることを最低条件としている（図V-3, p132）．

2）活動性を保つこと

　四肢に拘縮が発生し，上肢による物の操作や下肢による体重支持などに支障をきたせば，あらゆる身体運動は影響を受け，生活上の活動が著しく制限される．身体運動は骨格筋の収縮とそれに伴って起こる関節運動が基盤となっており，関節運動が行われることで皮膚は伸縮し，血流も促される．そして，このことが繰り返されることで，より多くの酸素を各器官に送る必要性が生じ，心拍数や呼吸数も増加する[11]．つまり，これらの過程で循環器や呼吸器などにも適度な負荷がかかり，結果として各器官の機能の維持・向上につながる[12,13]．このように関節運動はその周囲に存在する骨格筋や皮膚だけではなく，身体の各器官にも影響を及ぼし，活動性を左右する．ただし，この場合の活動とは大きな身体運動を伴った活発なものだけを指すのではなく，場合によっては車いすに座る，ベッド上で上体を起こすなどといった比較的静的な運動も含む（図V-10）．したがって，生活内の活動性を高めるためには身体への負荷を考慮し，その時点で適切と考えられるものから積極的に取り入れ，場合によっては実施時間の延長や身体への負荷を増加させることを視野に入れて行う必要がある．

　ある程度自分で動ける場合は，運動や動作を調整することで様々な活動を続けることができるが，対象者が生活全般に介護を要する場合は介護にあたる者が状態に応じた活動ができるよう対応する必要があり，そのためにも動かしやすい関節であることが望ましい．例えば，ベッド上臥位から車いすへ移るまでの一連の介護手順にあてはめた場合，対象者が肩・肘関節の拘縮により上肢を

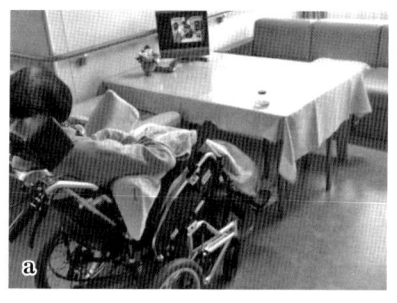

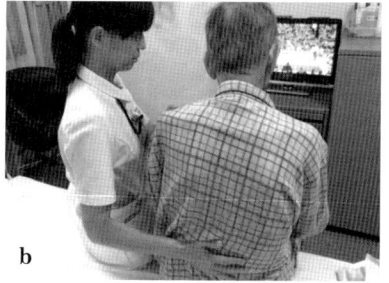

図V-10 活動性を保つための座位保持
a：特殊な車いすが必要な場合でも，座位の時間を設ける
b：短時間でもベッド上で座位となる

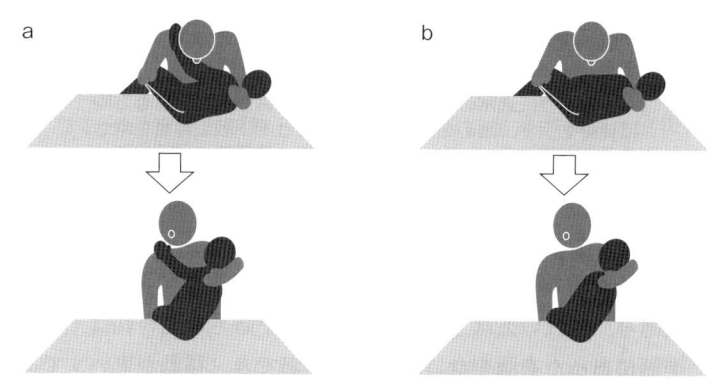

図V-11 起き上がり時の介護負担
aのように腕を首に回すだけでも介護者の負担は軽くなるが，この場合，肩関節外転・肘関節伸展の可動域がある程度保たれていることが条件となる．一方，bのように肩・肘関節の拘縮により介護者に手をかけられない状態であれば，介護者の負担は大きくなる

介護者の背に回せないことや（図V-11），股・膝関節の屈曲拘縮や足関節の尖足拘縮により立位時に自分の体重を支えられないことなどは（図V-12），その対応に難易度の高い技術が必要となる．このように介護の難易度が高まることで，やむを得ず離床機会が減少することは実際の介護の現場では少なくない．

加えて，前述した清潔を保つことも活動性と密接な関係を持っている．例えば，皮膚の清潔が保てない状態であれば他者と接することが難しくなり，季節にあった衣服に着替えることができなければ外出する機会が減少してしまう．

2.2 チームアプローチとしての拘縮対策

第1節で紹介したように,当院におけるチームアプローチとしての拘縮対策は 2007 年に具体的な方針を立て始動した.ただし,2007 年 4 月からの 2 カ月間は具体的な内容と手順の検討期間とし,同年 6 月から 1 年間を実際の現場での試行期間として設けた.そこでここでは,これらの期間における具体的な取り組み内容を紹介し,あわせてチームアプローチを実践していくうえでの留意点などについて筆者らの経験に基づいて整理することとする.

1) 検討期間における取り組み

検討期間においては,拘縮対策の目的を定めることから始め,どこの関節に重点を置くか,誰を対象に行うかなどについて,看護職,PT,OT で意見交換を行い原案を作成した(図V-13).具体的な内容の策定においては,目的自体を理解しやすい言葉で表現すること,誰でも行えるよう手順を単純化すること,通常業務の中で負担なく実施,継続ができることなどを考慮した.結論としては,"美しい姿で最期を迎えていただく"ことを最終的な目的と定め,それを実現するための最低限の対象関節として 9 カ所を設定した.対象関節にはそれぞ

```
案) 拘縮対策の積極化(病棟主導型)

① 患者様への日常対応を徹底する
    例) 入浴時:洗身時→下肢~足指の屈伸
              入浴時→肩~手指の屈伸
        食事時:手拭き時→手指屈伸
        摂食時:姿勢調整,など
② ①の手技伝達と日常対応の確認は PT・OT が行う
③ 重篤な拘縮の存在を把握し,定期的な評価により効果判定を行う
④ PT・OT は対象者全員の状態をスクリーニングにて把握する
    肩外転:45°以上が保たれている
    肘伸展:-90°以内に保たれている
    膝伸展:-30°以内に保たれている
    手指・頚部:検討中
```

(当時の会議議事録より一部抜粋)

図V-13 拘縮対策原案の一部

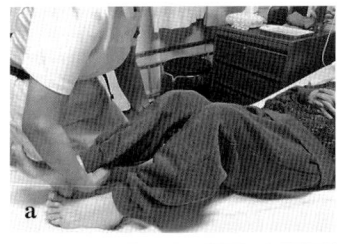

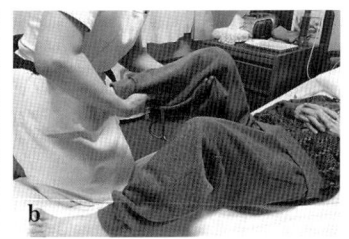

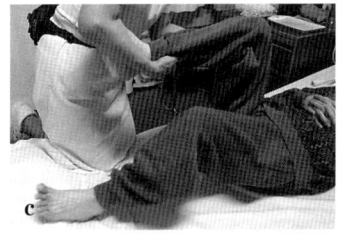

図V-14 他動運動の際の持ち方・動かし方（下肢の屈伸運動の場合）
アキレス腱付近と膝の裏側に手を添え（a），下腿を水平になるまで持ち上げ（b），そのまま股関節を屈曲させるよう前方に動かす（c）

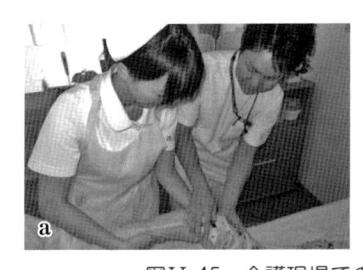

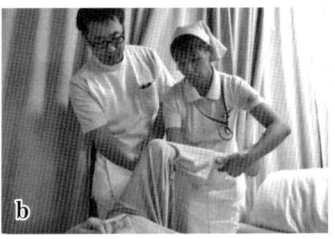

図V-15 介護現場での他動運動の指導場面
aは看護職に，bは介護職に，それぞれおむつ交換後の下肢の屈伸運動をOTが指導している場面

れ重篤な拘縮が浮き彫りになるよう許容域を設け，PT・OTが目測で判定することとした．そして，拘縮対策を院内のすべての病棟で一斉に開始することを前提に，看護・介護職が日常ケアの中で行う他動運動の実施手順を定めた．具体的には，おむつ交換や食事前などの日常ケア6項目の中に対象とする関節の他動運動を組み込み，日々の関わりの中で入院患者全員を対象に実施することとした．また，その際の四肢の持ち方や動かす方向などを細かく設定し（図V-14），PT・OTが看護・介護職全員に対し個別に伝達指導を行った（図V-15）．

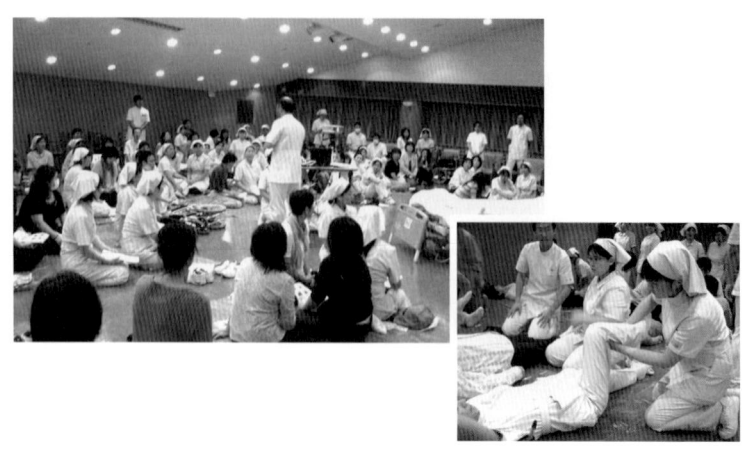

図V-16　拘縮対策のための職員研修会

2）試行期間における取り組み

　以上のような準備をある程度進めたうえで，看護・介護職による日常ケアの中での拘縮対策を2007年6月から試行的に開始した．そして，ある程度の実践が院内のすべての病棟に広がった頃を見計らい，看護・介護職の中から拘縮対策の推進役を6名選出し，実施したうえでの改善点についてPT・OTと協議を重ねた．その中では，説明に使われる言葉でわかりにくいものはないか，手順は理解できるものであるか，実際に行った経験から改善すべき点はないかなどが話し合われ，説明文の文言や方法などに修正が加えられた．それらが終わった時点で，6名の推進役が中心となって研修会を開催し（図V-16），拘縮対策の必要性についての啓蒙や具体的な手順の確認などを行った．実際の日常ケアの場面においても，推進役とPT・OTがおむつ交換や入浴，車いすへ移乗する場面などの現場を回り，その場で持ち方や動かし方などを個別に伝達指導した．そして，看護・介護職は日常ケアにおける他動運動としての介入の習慣化に努めた．

　この試行期間においてPT・OTは，看護・介護職による対応を定着させるべく現場を回る一方で，それぞれが対象者に行う個別プログラムと関節可動域の実測についての検討を行った．PT・OTとしての個別プログラムの選定に関しては，特に膝関節に対する荷重を重視することとし，対象者の運動機能別にプログラムを立案した．膝関節を重視した理由は，人にとって二足歩行が前提で

表V-6 対象者の区分と統一の個別プログラム

Berg balance scale 5項目の合計点 （20点満点）	0〜2点 座位群	3〜7点 立位群	8〜15点 屋内歩行群	16〜20点 屋外歩行群
実施プログラム	端座位での活動 5〜20分 または 立位保持 1〜2分×3〜5セット	立位での活動 5分×3セット または 立ち上がり 10回×3セット	階段昇降 2フロア分 または ステップ運動 左右10回×3セット	屋外不整地歩行 20分 または 片脚立ち上がり 10回×3セット

それぞれの群に対し2種類のプログラムを設定し，どちらか実施できるものを行った

あるとともに，"美しい姿"の要件として重要な関節であると考えたためである．また，重度の運動障害を呈したケースでは，介助量の増大などからPT・OTのプログラムにおいても立位姿勢をとることを避ける傾向にあったことから，その実施を徹底するねらいもあった．対象者の運動機能の区分は，Berg balance scaleの5項目（座位から立位，支持なしでの立位保持，両足を揃えての立位保持，手を組み床に足をつけない座位保持，タンデム立位）の合計得点（20点満点）を用い，合計得点が0〜2点の対象者は座位群に，3〜7点は立位群に，8〜15点は屋内歩行群に，16〜20点は屋外歩行群に区分し，それぞれの群に対して実施する統一のプログラムを立案した（表V-6）．実施頻度は群を問わず，対象者の状態により週1〜6回とし，1回の実施時間は10〜20分程度とした．ただし，病状や本人の拒否などによってどうしても離床が困難な場合は四肢の他動運動のみを行うこととした．しかしながら，これらのプログラムを立案する過程でも，その必要な運動要素の申し合わせや具体的な進め方などについては議論を必要とした．なぜなら，個々のPT・OTで拘縮に対する認識やそれを予防することについての価値観などに差があったためである．

一方，2カ月おきに実施した目測による拘縮の判定についても，2007年9月から試行的にゴニオメーターを用いた関節可動域の実測に切り替えた．ただ，当時はPT・OTの業務量の兼ね合いから，一度に9カ所すべての関節を対象にして測定を行うことは困難であったため，まずは膝関節の伸展可動域の測定から開始することとした．具体的には，当時在籍していた18名のPT・OTが各自5〜10名程度の対象者に対して測定を行い，その結果を持ち寄って検討を行った．まずは測定した膝関節伸展可動域の結果の再現性を検討するため，無作為に抽出した数名の対象者に対し，改めて複数のPT・OTで膝関節伸展可動

域を測定し，その結果を検証した．開始当初，膝関節伸展可動域の測定結果は，測定者による個人差があり，測定スキルを統一する必要があった．そこで，改めて膝関節伸展可動域の測定方法をPT・OT全員で確認したうえで再度測定を行った．結果として，許容域を超える制限のある対象者や前回の結果と大きく異なる対象者については，第三者評価を繰り返すこととした．この繰り返しによって各人の膝関節伸展可動域の測定はある程度統一することができ，並行して導入していた肩・肘関節の測定も加え，2008年4月からは関節可動域の実測を開始することとなった．

3）チームアプローチとしての取り組み

これまで述べたような検討期間や試行期間を経て，2008年6月から本格的にチームアプローチとしての拘縮対策を開始した．検討期間や試行期間に行った様々な作業は複数の職種による意見交換や情報共有が中心であり，それぞれの職種においては医学的エビデンスを確認しながら手技の習得に努めた期間であったといえる．そして，これらの作業は専門性志向や協働志向，職種構成志向，患者志向といったチーム医療の志向性[19]に通じるものであったと考えている．日常ケアでの他動運動や個別運動プログラムは，それぞれの職種の専門特性を生かした対応であり，専門性志向と言い換えることができ，それらが別々の役割を担い，互いに影響することを意識することで職種構成志向が生まれたと考えられる．そして，手技の習得においては，その精度を高めるために同職種や他職種と情報を共有し，議論を重ねる機会を多く設けることで協働志向を培うこととなった．また，"美しい姿で最期を迎えていただく"という目標は患者志向そのものであると思われる．このように，試行錯誤の連続ではあったが，当院が行ってきた拘縮対策の取り組みは，結果としてある程度のチームアプローチとしての体を成していたと考えられる．

チームアプローチに関しては，その考え方だけでなく実践が重要であるということは多くの研修会や講演会で耳にし，関係書物でも目にすることが多い．逆の捉え方をすると，その重要性は認識されているものの，現実のものとして実践することは非常に難しいということを示唆しているようにも思われる．前節で述べられているように2007年以前に当院で拘縮対策が進められなかった要因は，意見交換や情報の共有があってもそれを深められなかったこと，職種で役割を分けてもその理解に個人差があったことなど，チームとして機能しな

い要因が多々あった．他職種の業務内容を理解し，そのうえで協力関係を構築し，実践することはたやすいことではないことは筆者自身も痛感している．ただ，このような失敗があったからこそ今日の取り組みが構築できたことは間違いなく，特に，病院全体の方針と拘縮対策が相互に関係していることを認識し，看護・介護職とPT・OTが実際の現場で共に動いたことがチームとして機能することを可能にした大きな要因であったと考えている．

2.3 効果検証

　本格的に開始されたチームアプローチの効果を検証するため，在院者に対し，それぞれ9カ所の関節の可動域測定を2カ月ごとに行い，その測定結果を当院独自の許容域に照らし合わせ分析を行ってきた．ここではその結果を紹介するとともに，この分析を通して明らかとなった課題について述べることとする．なお，分析対象としたのは2008年6月（以下，開始時）〜2013年10月（以下，5年後）までの期間，それぞれの測定時に在院していた入院患者の測定データである．

1）拘縮の保有状況の推移

　各対象者の9カ所の関節のうち，1カ所でも許容域を超える制限を認めた者を重篤な拘縮の保有者（以下，保有者）と定義し，その総数を集計した．その結果，開始時の保有者数は190名であったが，5年後には173名に減少していた．また，保有者率（毎回の測定で調査対象となった総数に対する保有者の割合）をみても開始時は28.1％であったのに対し，5年後には23.8％と減少していた（図V-17）．

　次に，許容域を超える制限を認めた関節の総数を拘縮の保有関節数と定義し，集計を行った結果，開始時は414カ所であったが，5年後は320カ所に減少していた．そして，このデータを毎回の保有者数で除し，保有者1人あたりの平均保有関節数を算出すると，開始時に2.2カ所であったものが5年後では1.8カ所に減少していた（図V-18）．

　これらのことから，保有者数ならびに保有関節数は増減を繰り返しながらも減少傾向にあることがうかがえ，当院の拘縮対策は，"美しい姿で最期を迎えていただく"という最終的な成果につながっている可能性があるように思われる．

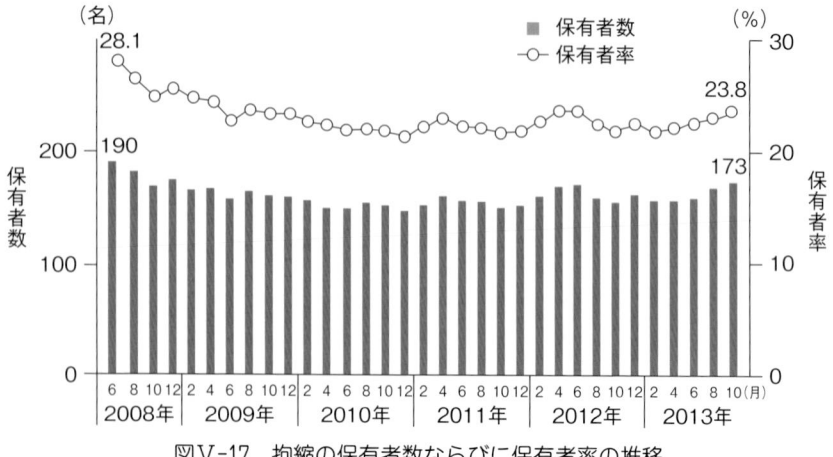

図V-17 拘縮の保有者数ならびに保有者率の推移

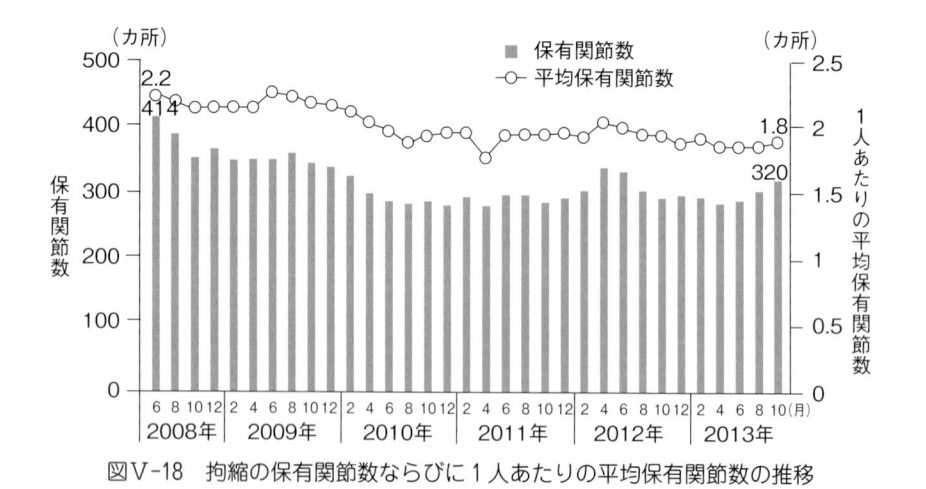

図V-18 拘縮の保有関節数ならびに1人あたりの平均保有関節数の推移

2）拘縮の保有者の内訳

次に，拘縮の保有者の内訳として，入院時すでに保有していた院外発生だったのか，あるいは入院後に発生してしまった院内発生だったのかについて検討した．

まず，調査対象とした2008年6月〜2013年10月までの入院者総数は1,548名で，その中で入院時すでに拘縮を保有していた院外発生者の総数は222名

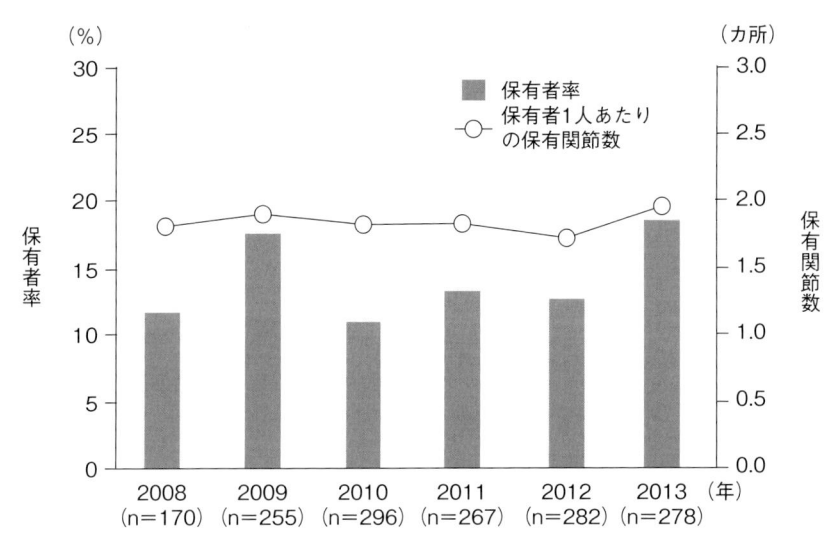

図V-19　院外発生としての拘縮の保有者率ならびに1人あたりの保有関節数の推移
調査期間は2008年が6～12月の7カ月間，2013年が1～10月の10カ月間で，他の年次は12カ月間である．カッコ内のn数は各年次の入院者数を示す

(14.3%)であった．これを年次とそれぞれの入院者数でみると2008年が20名(11.8%)，2009年が45名(17.6%)，2010年が33名(11.1%)，2011年が36名(13.5%)，2012年が36名(12.8%)，2013年が52名(18.7%)となり，拘縮の保有者1人あたりの平均保有関節数は，2008年が1.8カ所，2009年が1.9カ所，2010年が1.8カ所，2011年が1.8カ所，2012年が1.7カ所，2013年が2.0カ所であった(図V-19)．つまり，当院のような療養型病院に入院する以前から重篤な拘縮を有する対象者は少なからず存在し，それが最近は増加傾向にあり，しかもその重篤な拘縮は多関節に及んでいるといえる．

　一方，同期間内の院内発生者の総数は1,548名中105名(6.8%)で，これを年次とそれぞれの対象者数でみると2008年が2名(1.2%)，2009年が11名(4.3%)，2010年が15名(5.1%)，2011年が23名(8.6%)，2012年が33名(11.7%)，2013年が21名(7.6%)であった．また，拘縮の保有者1人あたりの平均保有関節数は，2008年が1.0カ所，2009年が1.4カ所，2010年が1.5カ所，2011年が1.8カ所，2012年が1.4カ所，2013年が1.2カ所であった(図V-20)．つまり，前項で紹介している拘縮の保有者数ならびに保有関節数の2

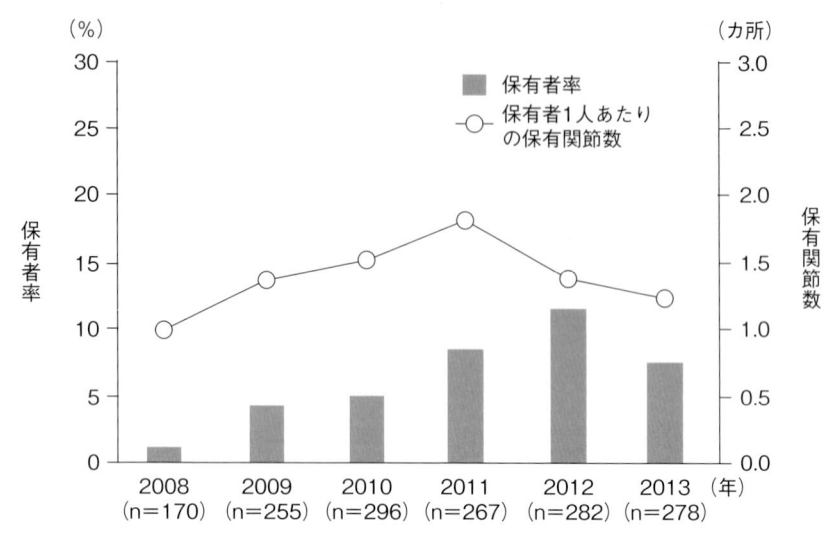

図V-20 院内発生としての拘縮の保有者率ならびに1人あたりの保有関節数の推移
調査期間は2008年が6〜12月の7カ月間，2013年が1〜10月の10カ月間で，他の年次は12カ月間である．カッコ内のn数は各年次の入院者数を示す

カ月ごとの経時変化をみると，入院生活の過程で発生する拘縮はある程度抑えられているように思われたが（図V-17, 18），年単位でみると最近は増加傾向にあるといえる．したがって，加齢や入院期間の長期化などによって軽度であった拘縮が重篤化すること，あるいは新たな拘縮が発生してしまっていることは否めない事実であり，これは現在当院で行っている拘縮対策の限界を示唆していると思われる．

ただ，いったんは拘縮の保有者ならびに保有関節数として集計された場合でも，後の測定において関節可動域が許容域内に回復している事実もある．具体的には，調査対象期間を通して111名（163カ所）が回復しており，年次でみると2008年が15名（20カ所），2009年が24名（33カ所），2010年が15名（19カ所），2011年が20名（29カ所），2012年が19名（33カ所），2013年が18名（29カ所）であった（図V-21）．つまり，これらの結果は，平均年齢が90歳近くときわめて高齢で，平均在院期間も3年以上と長期におよぶ対象者であっても，その取り組みいかんによっては，拘縮の改善効果が認められることを示唆している．

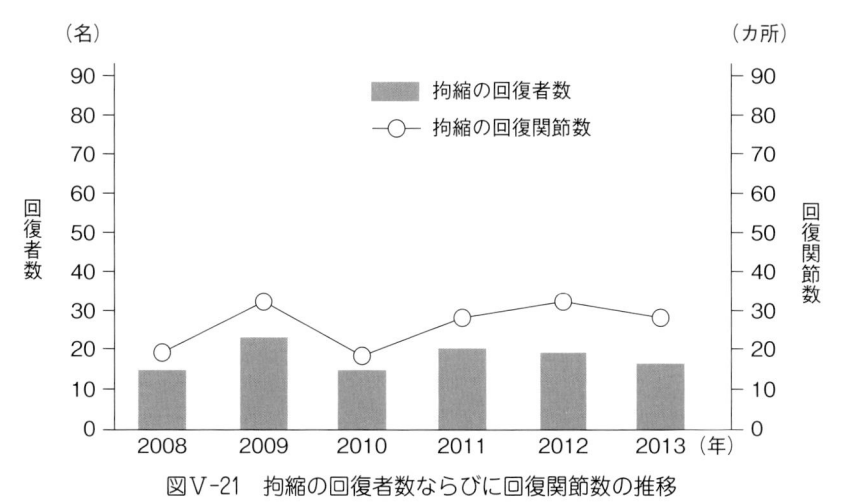

図Ⅴ-21 拘縮の回復者数ならびに回復関節数の推移

調査期間は2008年が6〜12月の7カ月間，2013年が1〜10月の10カ月間で，他の年次は12カ月間である．

3）死亡退院者における拘縮の保有状況の推移

　当院の拘縮対策の最終的な目的である"美しい姿で最期を迎えていただく"ということを検証するために，死亡退院者における拘縮の保有状況ついても退院直近のデータを用いて調査を行った．なお，この調査においては，試行期間も含め2007年6月〜2013年10月までに死亡退院となった1,541名を対象とした．その結果，死亡退院者における保有者の総数は406名（26.3％）であり，年次とそれぞれの対象者数でみると2007年（この年は7カ月間の集計データ）は36名（32.4％），2008年は84名（29.5％），2009年は62名（26.6％），2010年は65名（27.7％），2011年は36名（16.8％），2012年は65名（27.1％），2013年（この年は10カ月間の集計データ）は58名（26.0％）であった．また，拘縮の保有者1人あたりの平均保有関節数は，2007年が2.8カ所，2008年が2.6カ所，2009年が2.3カ所，2010年が2.2カ所，2011年が2.3カ所，2012年が2.2カ所，2013年が2.1カ所であった（図Ⅴ-22）．

　つまり，この結果は当院の拘縮対策の効果が少しずつではあるが"美しい姿で最期を迎えていただく"という最終的な成果に結びついてきていることを示唆していると思われる．

　以上のことから，現在当院で行っている拘縮対策の取り組みはある程度の効

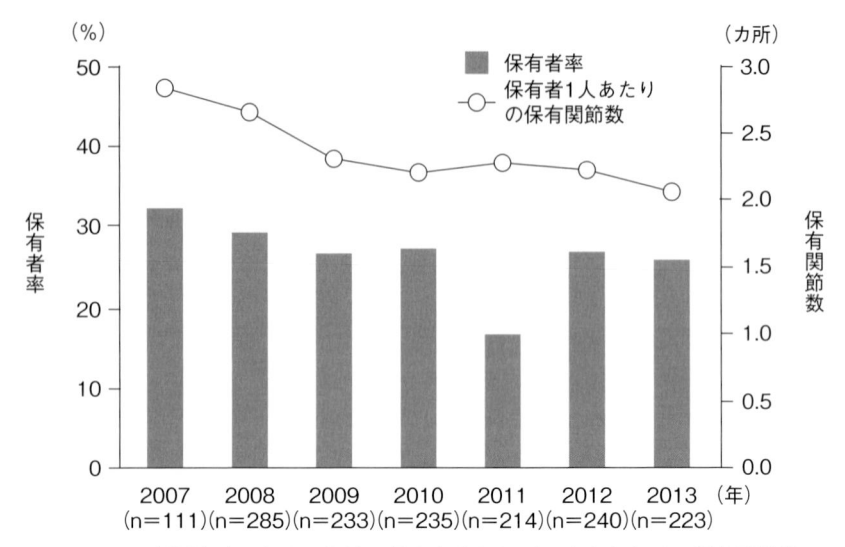

図V-22 死亡退院時における拘縮の保有者率ならびに1人あたりの保有関節数の推移

調査期間は2007年が6～12月の7カ月間，2013年が1～10月の10カ月間で，他の年次は12カ月間である．カッコ内のn数は各年次の死亡退院者数を示す

果があることが明らかとなった．ただ，その一方で限界があることも事実であり，この点に関しては今後，効果を高めるためのいくつかの改善が必要であることを物語っている．具体的な改善策の1つとしては，看護・介護職による日常ケアの中での他動運動をさらに他の介護場面に広げることが挙げられる．もちろんそこには，看護・介護職の業務負担が増えないような配慮が必要であることはいうまでもないが，対応方法を工夫することで日常ケアの中にさらに効果的な他動運動や関節が動かされる機会を盛り込める可能性があると思われる．また，PT・OTが行う個別プログラムにおいても，個々の対象者の症状や病態を十分に把握したうえで，どの関節にどの程度の運動負荷をかけるべきか，伸張すべき骨格筋をどのように見定めるべきかなど実践を重ねながら突き詰めなければならない課題は多い．これらのように今回の効果検証の作業を通していくつかの課題が浮き彫りになったが，"美しい姿で最期を迎えていただく"という当院の拘縮対策の目的を達成するためにも，今後もより研鑽と工夫を重ねていきたいと考えている．

● 文 献

1) 小泉幸毅，他：拘縮の実態．奈良　勲，他（編）：拘縮の予防と治療 第2版．医学書院，pp1-17，2008
2) 福屋靖子：成人中枢神経障害者の在宅における生活動作と関節拘縮の関係について．理学療法学 **21**：90-93，1994
3) 沖田　実：関節可動域制限とは．沖田　実（編）：関節可動域制限―病態の理解と治療の考え方 第2版．三輪書店，pp2-20，2013
4) 石田健司，他：運動器疾患．総合リハ **37**：313-318，2009
5) 大塚宣夫：人生の最期は自分で決める―60代から考える最期のかたち．ダイヤモンド社，pp102-121，2013
6) 沖田　実：関節可動域制限に対する治療戦略．沖田　実（編）：関節可動域制限―病態の理解と治療の考え方 第2版．三輪書店，pp213-226，2013
7) 嶋田智明，他：股関節屈曲拘縮の出現様式に関する運動学的研究．神大医短紀要 **7**：1-8，1991
8) 日本リハビリテーション医学会評価基準委員会：関節可動域表示ならびに測定法．リハ医学 **32**：207-217，1995
9) 吉元洋一：下肢のROMとADL．理学療法学 **15**：247-250，1988
10) 村田秀雄：肘関節の関節可動域と日常生活動作について．JJRM **14**：251-260，1977
11) 上田　敏，他：リハビリテーション基礎医学 第2版．医学書院，pp82-93，1994
12) 井澤和大，他：高齢者の循環・代謝機能と運動療法．PTジャーナル **41**：35-45，2007
13) 川俣幹夫，他：持久力・筋力トレーニングプログラム．総合リハ **35**：127-133，2007
14) 武富由雄，他：ねたきり老人の下肢拘縮の実態．PTジャーナル **28**：853-856，1994
15) 中村隆一，他：基礎運動学 第5版．医歯薬出版，pp356-361，1996
16) 介護・医療・予防研究会：高齢者を知る事典―気づいてわかるケアの根拠．厚生科学研究所，pp155-157，2000
17) 大田仁史：終末期リハビリテーション―リハビリテーション医療と福祉との接点を求めて．荘道社，pp66-68，2002
18) 大田仁史：大田仁史の『ハビリス』を考える―リハビリ備忘録．三輪書店，pp203-206，2011
19) 細田満和子：「チーム医療」の理念と現実―看護に生かす医療社会学からのアプローチ．日本看護協会出版会，pp32-56，2003

第Ⅵ章 拘縮対策の今後の課題と展望

1 研究における今後の課題と展望

1.1 リハビリテーション領域における研究とは

1）研究の意義

　一般に，研究とはある特定の物事について，① 人間の知識を集めて考察し，② 実験，観察，調査などを通して調べ，その物事についての事実を深く追求する一連のプロセスのことをいう．そして，人文学系の研究は ① のタイプの研究が非常に多いのに対し，リハビリテーション領域の研究は ② のタイプの研究がほとんどであり，時として ① のタイプの研究が行われる場合もある．では，なぜリハビリテーションにおいて研究が必要なのだろうか．

　先人たちの努力の末に，現在の基本的なリハビリテーションの治療技術が確立され，PT・OT といったリハビリテーション専門職の多くはそれを踏襲し，さらには改良を重ね，発展させている．しかし，いくら質の高いリハビリテーションを対象者に提供できたとしても，それによってもたらされるエビデンスを提示できなければ，努力は報われず，他者からは単なる独り善がりの治療の押し売りをやっていると評されるかもしれない．また，少し言い方を変えると，対象者が真の意味で望んでいるリハビリテーションではなく，PT・OT 自身が対象者に試してみたかったリハビリテーションを提供しているだけかもしれない．

　研究と聞くと大上段に構えてしまうが，実際には上述の問題を解決するため，PT・OT 一人ひとりには，提供したリハビリテーションによってもたらされるエビデンスを提示する責務があり，その積み重ねが研究となる場合も多い．また，研究を遂行することで自身のリハビリテーションに関して客観的に批評することができ，日々直面する様々な問題を解決する能力も養われるとよくいわれることから[1]，リハビリテーションにおいて研究はきわめて重要な位置づけにあると思われる．

2）研究の種類

　厳密に区分することは難しいが，一般に，研究は基礎研究と応用研究に大別される．その中で，基礎研究は純粋研究とも呼ばれ，理論や知識の進展を目的としており，その出発点は知的好奇心である．そのため，研究成果を直接的に何かの役に立たせることを目指したものではないともいわれる．これに対し，応用研究は具体的な問題の解決を目指すことが出発点となっており，産業や社会の発展のために行われる．

　リハビリテーションも含めた医学の領域でも基礎研究と応用研究があり，後者の研究は臨床研究と呼ばれることがほとんどで，症例研究をはじめ障害タイプの分類，経時変化，治療法の比較など，疾患・障害に対して医学・教育・社会・行動学的視点から研究されている[2]．

　一方，リハビリテーション領域における基礎研究には機能障害の病態やその発生メカニズムの解明，あるいは治療刺激の生物学的効果を明らかにするための基礎医学的研究，機器開発のための理工学研究，健常者や高齢者を対象とした基準値作成のための研究，リハビリテーション評価に用いるテストバッテリーの開発・改良を目的とした研究など，多くの内容が含まれる[2]．そして，これらの基礎研究の中には本来の研究の区分にはないが，基礎研究と臨床研究の間に位置し，両者の橋渡し的役割を担っているものも含まれており，臨床基礎研究と呼ばれることがある．

1.2　拘縮研究の現状と課題

1）拘縮研究の種類

　現状において，「拘縮」をテーマとして行われている研究についても前述の基礎研究と臨床研究に大別できる．そして，基礎研究では主に拘縮の実験動物モデルを用いた基礎医学的研究が行われており，その目的は，①拘縮の病態やその発生メカニズムの解明，②拘縮に対する既存の治療方法の効果検証，③拘縮に対する新たな治療方法の開発，といった3点に集約できると思われる．また，筆者が主宰している研究室でもこのような拘縮の基礎医学的研究を1つの柱にしており，学部の卒業研究や大学院の修士・博士研究のテーマとしても数多く取り上げ，それらは上記の3点に基づいたものになっている（表Ⅵ-1）．

　一方，臨床研究としては疫学的な方法論を用いて拘縮の発生状況の実態や拘

表 Ⅵ-1　学部ならびに大学院の研究テーマとして行ってきた拘縮の基礎医学的研究

年度	テーマ	区分
学部		
2001	ラット足関節拘縮の進行過程における持続的他動運動がヒラメ筋におよぼす影響	②
2005	拘縮に対して温熱療法と運動療法の併用が有効か？─ラットの拘縮モデルにおける関節可動域と筋内コラーゲンの可溶性変化に着目して	②
2008	1・2週間の短期の不動がラットヒラメ筋内のコラーゲンにおよぼす影響─コラーゲン含有量とタイプの変化	①
2009	超音波の拘縮抑制効果について─ラットヒラメ筋におけるタイプⅠ・Ⅲコラーゲンの動態変化	②
2010	不動による骨格筋の線維化における低酸素とサイトカインの関与について	①
	不動の過程で実施する伸張運動の日内頻度の相違が拘縮と廃用性筋萎縮の進行抑制におよぼす影響	②
2011	不動の過程で実施する周期的な機械的刺激の負荷がラットヒラメ筋におよぼす影響─磁気刺激を用いた検討	③
2012	不動の過程における周期的な単収縮の誘発が骨格筋の線維化におよぼす影響	③
2013	短時間の歩行運動ならびに温熱負荷の併用による筋萎縮と拘縮の進行抑制効果の検討	②
大学院		
2009	関節不動によるラットヒラメ筋のコラーゲンタイプの変化	①
2010	不動期間の延長に伴うラットヒラメ筋の筋周膜ならびに筋内膜におけるタイプⅠ・Ⅲコラーゲンの変化	①
	ラットヒラメ筋の筋性拘縮に対する持続的伸張運動と温熱療法の効果について	①
2012	皮膚の変化に由来した拘縮の病態メカニズムに関する研究─ラットの実験モデルを用いた検討	②
	関節拘縮の病態解明に関する実験的研究─関節包の変化を中心に	①

区分
① 拘縮の病態やその発生メカニズムの解明を目的としたもの
② 拘縮に対する既存の治療方法の効果検証を目的としたもの
③ 拘縮に対する新たな治療方法の開発を目的としたもの
年度
2001：長崎大学医療技術短期大学部，2005：星城大学，2008〜：長崎大学，長崎大学大学院医歯薬学総合研究科

縮の発生・進行に関連する要因などを検討した研究，拘縮に対する治療効果を検証した研究などが主に行われており，特に近年は EBM の充実を図る目的で RCT による治療効果検証が求められている．

2）基礎研究の現状と課題

　拘縮の病態やその発生メカニズムを解明していくためには，実際に拘縮を呈した患者から関節周囲軟部組織を採取し，様々な基礎医学的研究手法を用いて検索を進める必要がある．しかし，現実には倫理上の問題や保険診療上の問題などがあり，生体組織の採取は不可能に近い．つまり，この代替手段として拘縮の実験動物モデルからの生体組織の採取が必要であり，この意味でも動物実験などの基礎医学的研究は不可欠である．そして，第Ⅱ章でも紹介しているように，近年では多くのデータが蓄積され，拘縮の病態やその発生メカニズムが明らかになりつつある[3]．また，この点の解明が進めば拘縮の生物学的な検索パラメータが整理でき，拘縮に対する既存の治療方法の効果検証や新たな治療方法の開発につながる基礎データの蓄積が容易となり，実際にこれらのことを明らかにしようとしている先行研究も少なくない．ただ，現状で行われている基礎医学的研究には以下に述べるようないくつかの課題があるのも確かである．

　1点目は，先行研究で用いられている拘縮の実験動物モデルの多くが正常な小動物の四肢の一部をギプスなどで不動化したモデルであり，このモデルを用いた検索では基礎疾患あるいはそれに起因する随伴症状などの影響は検討できない．特に，臨床においては痙縮に代表されるような過度な筋収縮が存在すると拘縮が発生しやすい状況にあることは疑いない事実である．先行研究では拘縮の発生・進行には痙縮そのものの影響はなく，それによって関節運動が減少すること，すなわち不動が惹起されることが直接的な原因であると論じているものもあるが[4]，この点を実際に検証した先行研究は少ない．事実，ラットの膝関節屈曲拘縮における責任病巣としての骨格筋の関与が単に不動化したモデルと脊髄損傷モデルでは異なるとした報告があり[5,6]，拘縮が進行し，プラトーに達した病期においては前者よりも後者のほうが拘縮の責任病巣としての骨格筋の関与は大きいことが明らかになっている．つまり，この結果には脊髄損傷の随伴症状としてみられる痙縮が影響していると思われ，拘縮の病態が中枢神経障害を併発した場合と単に関節を不動化した場合では異なる可能性を示唆し

ている．つまり，基礎疾患あるいはそれに起因する随伴症状などが拘縮の発生・進行にどのような影響を及ぼすのかを明らかにしていくことは重要な課題であろう．

　2点目は年齢の影響についてである．拘縮の基礎医学的研究に関連した多くの先行研究を概観すると，使用されている小動物の週齢は生後8～12週齢のものが多く，ラットを用いた自験例のほとんどは8週齢から実験を開始している．なぜなら，ラットの骨格筋の分化は7～8週齢で完成するとされ[7]，しかも，この時期の週齢のラットは購入費用も比較的安価で，実験動物の配給会社にも十分な在庫があることから，どのような時期に実験を行っても十分な個体数が確保できるなどのメリットがあるからである．しかし，小動物のこれらの週齢をヒトの年齢にあてはめると，おおむね20歳前後と推定され，リハビリテーションの対象患者の多くが高齢者で，しかもエンド・オブ・ライフケアの対象者の多くが85歳以上の超高齢者であることを考えると，年齢的なギャップは拭いきれない課題である．実際，高齢の患者が抱える拘縮を実験動物モデルで再現するとなると，少なくとも90週齢以上の高齢の小動物を使用する必要があるが，このような高齢の小動物は配給会社には在庫がなく，特別な契約をして飼育を依頼したうえで購入しなければならない．当然，その購入費用は高額となり，十分な個体数の確保も難しい．また，安価な若齢の週齢で購入し，研究者自身で長期間飼育する方法も考えられるが，それを行うには特別な実験計画が必要であり，餌量なども含めてその飼育管理には細心の注意を要する．つまり，研究者にとっては時間的にも，労力的にも，経済的にも負担が大きく，研究が進捗しないという問題が生じてしまう．そのため，現状では先行研究で報告があるような若齢の小動物から得られたデータに基づいて臨床推論を重ね，高齢者が抱える拘縮を考えていくことが妥当であろう．

　3点目は拘縮に対する既存の治療方法の効果検証や新たな治療方法の開発を目的に行われている基礎医学的研究の中身についてである．武富[8]によると，理学療法における基礎研究の目的は，対象者に対する理学療法の臨床実践そのものを，また，基礎医学や科学的な方法論を用いて理学療法の手段である物理療法，運動療法などの治療技術が運動機能，動作機能にどのような影響を及ぼすのか，その疑問を解明することであると述べている．つまり，リハビリテーションの枠組みの中で行われる基礎研究は，対象者に役に立つ研究ということが大前提となっており，前述した一般的な枠組みの中の基礎研究とは意味合い

が異なる点には十分に留意する必要がある．では，これまで報告されている拘縮の基礎医学的研究，特に拘縮に対する既存の治療方法の効果検証や新たな治療方法の開発を目的に行われている基礎医学的研究の中で上記の点に留意しているものはどのくらいあるのだろうか．当然，先行研究のすべてがリハビリテーション専門職といわれる立場の研究者によって行われたものではないことから，治療方法のシミュレーションなど，臨床場面では想定できないような内容の報告もみられる．このことは致し方ないことではあるが，リハビリテーション専門職が行っている基礎医学的研究でも少なからず同様の傾向にあるように思われる．つまり，基礎医学という領域全体でみると非常に重要な研究ではあるが，リハビリテーションにおける基礎研究という範疇で考えると，臨床，すなわち対象者に役に立つという視点からは大きく解離してしまう危険性がある．そのため，拘縮の治療方法を考えていくうえでの基礎医学的研究においては，そのシミュレーションなど，臨床場面を十分に想定，吟味して研究デザインをすることがきわめて重要であり，その成果をいかに臨床にトランスレーションできるかが今後の課題であろう．

3) 臨床研究の現状と課題

拘縮の臨床研究を行ううえでまずはじめに考えておかなければならないことは，その評価方法についてである．第Ⅱ章2節1項（p32）でも述べたが，一般には関節を他動的に動かした際の関節可動域が「関節可動域表示ならびに測定法（日本整形外科学会，日本リハビリテーション医学会，1995）」の参考可動域と比べて減少しているか否かによって拘縮を評価している．しかし，対象者が完全に睡眠している状態ではないかぎり，骨格筋が弛緩している状態は設定しにくいのが事実で，いくら慎重に関節可動域を測定したとしてもその結果には筋収縮の影響が少なからず含まれている可能性がある．つまり，なんらかの治療介入によって関節可動域が変化したからといって拘縮が改善したとは結論づけられないという点には注意が必要である．ただ，現状では上記の方法に代わる拘縮の臨床評価の方法は開発されていないため，この方法で得られた対象者の関節可動域制限の結果を拘縮とみなすしかない．当然，拘縮の発生状況の実態調査や治療効果を検証するためのRCT研究などといった臨床研究のほとんどで，そのアウトカムは関節可動域の測定結果が用いられている．では，これ以外に臨床研究においてはどのような課題があるのであろうか．

1点目は拘縮の発生状況の実態調査のほとんどが横断的研究であることが挙げられ[9,10]，実際の患者の拘縮の推移を縦断的に調査したデータはほとんど報告されていない．つまり，拘縮の進行状況に関する見解はリハビリテーション専門職を中心とした医療専門職者の経験的な側面からの推測に過ぎず，そのエビデンスを高めるためには実験動物モデルから得られた検索結果の慎重な臨床推論が重要となる．したがって，このような意味合いでも第Ⅲ章1節2項で紹介されている青梅慶友病院における入院患者の拘縮の経時変化を示したデータは貴重といえよう（図Ⅲ-3，p58）．

2点目は拘縮に対する治療介入研究においては，RCT研究が設定しにくいことが挙げられる．なぜなら，実態調査の結果[9,10]からもわかるように，拘縮はリハビリテーションの対象者のほぼすべてに認められ，しかもそれは多関節に及んでいる現状にあることから，拘縮に対するなんらかの治療介入が対象者すべてに必要であり，治療介入を行わない，すなわちcontrol（対照）を設定することは倫理上の問題もあり，困難であるからである．実際，第Ⅳ章1節1項（p86）でも述べられているように，拘縮に対するリハビリテーションの治療効果を検証したRCT研究は非常に少なく，このことはcontrolの設定が困難であることを示唆している．したがって，エビデンスレベルとしては低くなるものの，現状では治療介入前後での比較などを通してリハビリテーションの治療効果について考えていくのが妥当であろう．

3点目は拘縮に対する治療効果のメカニズムがまったくといってよいほど明らかにされていないことが挙げられる．確かに，この点を臨床研究の成果に求めることには無理があるのかもしれないが，リハビリテーション専門職には対象者に提供した治療に関するエビデンスを提示する責務があり，もし提示できなければその治療は先々衰退する可能性がある．そして，このエビデンスは基礎研究の成果にあることが多く，いかにこれを吟味し，治療効果のメカニズムの解釈に応用できるかが課題であろう．

1.3 拘縮研究の今後の展望

1）リハビリテーション専門職の役割

通常，医学における治療体系，例えば，ある疾患や症状に対する薬物療法は，まず薬剤の開発やその効果検証が動物や培養細胞を対象とした実験を基に数多

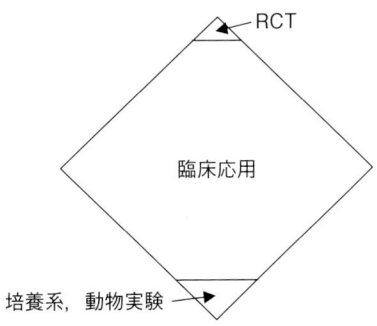

図 Ⅵ-1 医学とリハビリテーションにおける治療体系の違い
a：医学における治療体系のほとんどはピラミッドのような形で構築されており，その基盤になっているものは動物実験を主体とした基礎医学的研究によるエビデンスである
b：リハビリテーションの治療技術のほとんどは経験則から生まれたため，入口である基礎医学的研究によるエビデンスならびに出口であるRCTによる臨床効果判定ともに非常に乏しく，現状の治療体系はひし形のようになっている

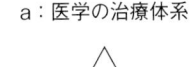

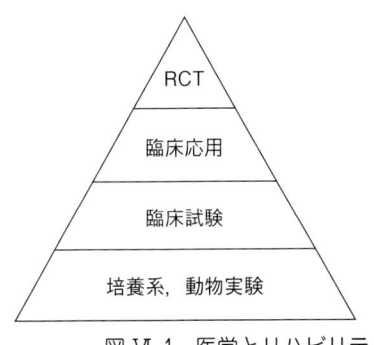

く研究され，その中の一部，すなわち臨床応用の可能性が望めるもののみが臨床試験に供される．そして，臨床試験の結果が十分に検討され，ほんの一部のものが実際の対象者に処方されるようになる．つまり，医学における治療体系のほとんどはピラミッドのような形で構築されており，その基盤になっているものは動物や培養細胞を対象とした基礎医学的研究によって示されたエビデンスであり，近年は前述したようにEBMの充実を図る目的でRCTによる治療効果判定が求められている[11]（図Ⅵ-1a）．

一方，リハビリテーションも医学の一分野であるが，その治療技術は客観的に「治療効果があった」と言い切れるだけの評価はわずかで，「やった，治った，効いた」の「3た論法」が大勢を占めている[12]．つまり，リハビリテーションの治療技術の多くは経験則から生まれたため，入口である基礎医学的研究によるエビデンスならびに出口であるRCTによる治療効果判定ともに乏しく，現状の治療体系はひし形のようになっているといわざるを得ない[11]（図Ⅵ-1b）．したがって，今後エビデンスに基づいたリハビリテーションの治療体系を構築していくためには，動物実験などの基礎医学的研究による治療効果検証が不可欠といえ，リハビリテーション専門職にはそのデータ解釈などの知識の習得とと

表 Ⅵ-2　機能障害の病態メカニズムに関する教育の実施例

科目名	開講学年	時間数
基礎理学療法学	2年次前期	15時間

回数	講義内容
1	痛みの病態と発生メカニズム―その①―
2	痛みの病態と発生メカニズム―その②―
3	関節可動域制限の病態と発生メカニズム―その①―
4	関節可動域制限の病態と発生メカニズム―その②―
5	筋力低下の病態と発生メカニズム―その①―
6	筋力低下の病態と発生メカニズム―その②―
7	筋損傷の病態と発生メカニズム
8	創傷治癒ならびに靱帯損傷の病態と発生メカニズム
9	まとめ

もに，随時新たな知見のアップデートを行っていく姿勢が必要であろう．

　加えて，拘縮に代表されるような機能障害の多くは，これまで医学ならびにその関連領域ではさほど注目されておらず，未開拓の分野である．つまり，リハビリテーションの治療対象である機能障害に関しては，その病態や発生メカニズムならびに効果的な治療戦略のすべてが解明されているわけではなく，機能障害の治療に最も従事するリハビリテーション専門職自身が自らの手で解決していく責務があるといえよう．そして，その前提となるのが拘縮をはじめとした機能障害に関する教育であり，2010年に（公社）日本理学療法士協会が発表した教育ガイドラインの中のモデル・コア・カリキュラムにおいても基礎理学療法学という科目の中で「痛み」「関節可動域制限」「筋力低下」「創傷，靱帯損傷」といった機能障害の病態メカニズムに関する内容をそれぞれ2時間組み込むことが推奨されている．つまり，PTの養成課程では機能障害に関する評価技術の習得のみならず，その病態論も含めた知識の習得が不可欠であることが認識され始めており，実際，筆者が勤務する大学では2年次前期に基礎理学療法学という科目を開講し，各種の機能障害の病態メカニズムに関する講義を15時間行っている（表Ⅵ-2）．しかし，このような教育カリキュラムを設けている養成機関はPTにおいても一部にしかすぎず，OTにおいては（一社）日本作業療法士協会から2012年に提示された教育ガイドライン（案）の中のモデル・コア・カリキュラムでも残念ながら機能障害の病態メカニズムに関する内容は組み込まれていない．つまり，機能障害に関する教育の必要性はPTとOTな

らびに養成機関ごとにその認識に温度差があるのが事実である．周知のように，拘縮をはじめとした機能障害は ADL や QOL に多大な悪影響を及ぼすことから，リハビリテーション専門職はそれに対して予防も含めて積極的に対応する役割があり，その意味でも養成課程での初期教育は重要な意味を持っており，早急にその充実に向けた啓蒙活動を展開する必要がある．また，教育資材に関しても整備する必要があり，引用文献に挙げた教科書[13]以外にも，リカレント教育でも利用できるような電子媒体や e-learning 用の資材の開発が求められている．

2）基礎研究の今後の展望

近年，基礎医学的研究に基づいて拘縮の病態やその発生メカニズムが明らかになりつつあり，その成果は拘縮の生物学的な検索パラメータの整理につながり，ひいては拘縮に対する既存の治療方法の効果検証や新たな治療方法の開発に結びつく可能性がある．特に，筆者が主宰する研究室においては最近，骨格筋由来の拘縮，すなわち筋性拘縮の発生メカニズムに関与する線維化の分子機構について精力的に研究を進めており，いくつかの標的分子が明らかになってきている．つまり，骨格筋の線維化の発生・進行に関与する標的分子の動態を検索パラメータに用いれば，これまで明らかにできていなかった既存の治療方法や新たな治療方法として応用できる刺激媒体の生物学的効果が検証できるのではないかと考えており，場合によっては拘縮に対する薬剤の開発にもつながる可能性を秘めているように思われる．なお，線維化の分子機構の詳細については本書の主題ではないことからここでは割愛しているが，興味がある方は引用文献[3]'を参照されたい．

では，具体的に上記の点に関連したいくつかの自験例を紹介しておく．第Ⅳ章1節ではラットの実験動物モデルにおける関節可動域の測定結果に基づいて，10分間という短時間の実施時間でも歩行という運動様式は拘縮の予防対策として有用性が高いことが紹介されているが，この実験で得られた骨格筋を検索した結果，線維化に関与する標的分子の発現は抑制されていた（図Ⅵ-2）．つまり，拘縮の予防対策としての歩行の有用性が生物学的にも証明されており，この成果は青梅慶友病院で実践されている歩行を主体とした拘縮対策のエビデンスに通じるものと考えている．加えて，新たな治療方法として応用できる刺激媒体としては磁気刺激に注目しており，これはたとえギプス固定中であって

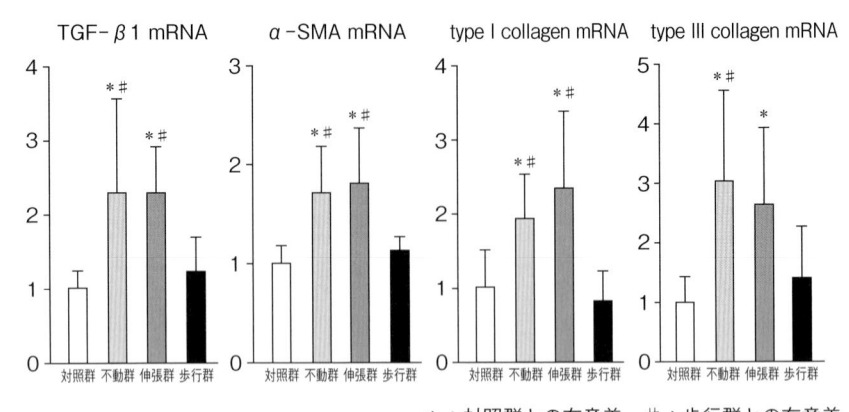

図 Ⅵ-2 拘縮の予防対策としての歩行運動の有用性

この実験ではラット足関節を底屈位で2週間不動化する過程で2日おきに10分間，0.9Nの張力で足関節を背屈位に保持することにより持続的ストレッチングを負荷する伸張群と10m/分の速度でトレッドミル歩行を負荷する歩行群を設け，線維化関連分子を検索した．その結果，伸張群はすべての分子とも不動群と有意差を認めず，線維化の進行を抑制する効果は認められなかった．一方，歩行群はすべての分子とも対照群と有意差を認めず，しかも不動群や伸張群より有意に低値で，線維化の進行を抑制する効果が認められた

も骨格筋に単収縮を誘発できるメリットがある．そして，これまでのところラット足関節を底屈位でギプス固定する過程で磁気刺激を負荷すると，関節可動域制限の進行が抑制されるのみならず，骨格筋の線維化に関与する標的分子の発現も抑制される結果が得られている（図Ⅵ-3）．

このように，拘縮に関する基礎研究の成果を臨床にトランスレーションしていくことによってエビデンスに基づいたリハビリテーションの治療体系が構築でき，臨床の現実的な問題に対する解決策の糸口につながる可能性があり，このような意味で基礎研究の意義は大きいといえよう．ただ，忘れてはならないことはリハビリテーションにおける基礎研究は，対象者に役に立つ研究ということが大前提になっているということであり，臨床場面を十分に想定，吟味して研究デザインすることが重要である．

3）臨床研究の今後の展望

臨床研究において最も望ましいのはRCTによる治療効果判定であり，このデータが蓄積されることでシステマティックレビューやメタ分析[1]が可能とな

＊：対照群との有意差，＃：不動群との有意差

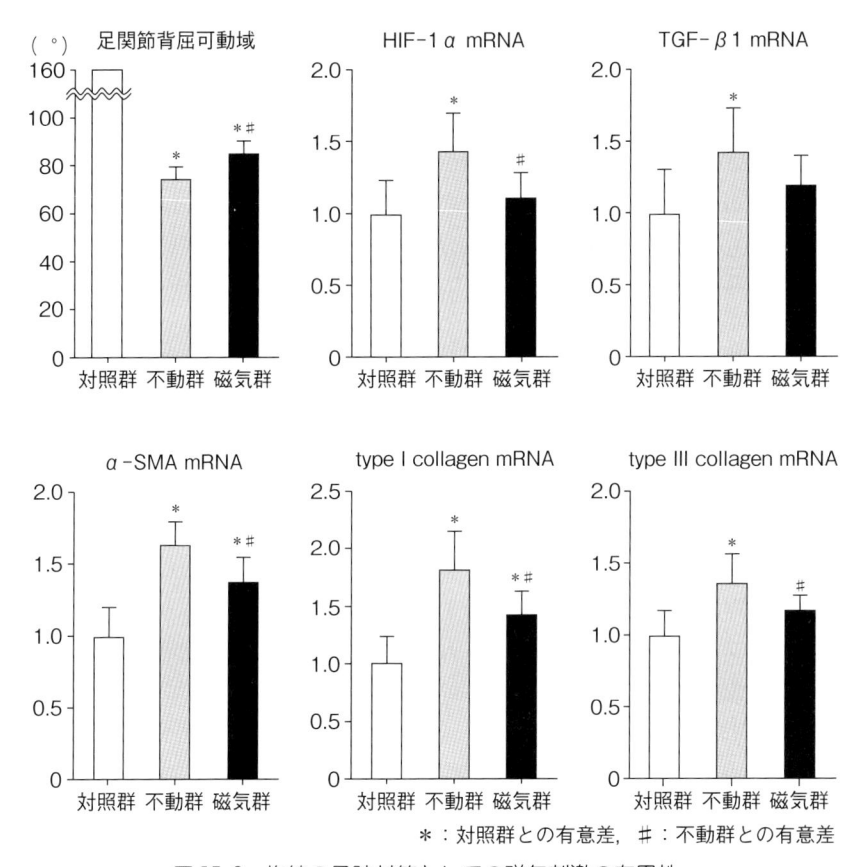

図 Ⅵ-3　拘縮の予防対策としての磁気刺激の有用性

　この実験ではラット足関節を底屈位で4週間不動化する過程で30分間，0.1 Hzの頻度で脊髄前角細胞に対して磁気刺激を負荷し，ヒラメ筋の単収縮を誘発した．その結果，磁気刺激を負荷した群（磁気群）は不動群より足関節背屈可動域制限の進行が抑制された．そして，このメカニズムにはヒラメ筋への単収縮の誘発による低酸素状態の緩和が影響していると考えられ，実際，そのマーカである HIF-1α の mRNA を検索したところ磁気群は不動群より有意に低値を示した．そして，線維化関連分子である α-SMA や type Ⅰ・Ⅲコラーゲンの mRNA も磁気群は不動群より有意に低値を示した．つまり，拘縮の予防対策としての磁気刺激の有用性が明らかとなり，新たな治療方法として利用できる可能性が示唆されている

[1] メタ分析とは過去に行われた複数の研究結果を統合し，より信頼性の高い結果を求めること，またはそのための手法や統計解析のことをいう．

り，これらによってエビデンスレベルが高いと結論づけられた治療戦略は臨床で実践することが強く推奨されるようになる．つまり，これらのことが実現できれば拘縮の治療戦略に関するガイドラインの策定も可能になると思われ，多くの時間と労力がかかることが予想されるが，臨床研究においては目指すべき方向性であろう．しかし，拘縮の治療介入研究の現状においては，前述したように control の設定が困難であることが多く，RCT 研究の充実にはまだ程遠いように思われる．ただ，臨床研究を広義の意味で捉えると治療対象に対する効果的介入を確立する一連のプロセスすべてが含まれることから，個々の患者をしっかりと診ていくことがそのスタートとなり，そのためにはあたり前のことではあるが「評価」が重要で，それを定期的に継続して行う必要があるといえる．

　現在のリハビリテーションは基本的には急性期，回復期，生活期といった区分がなされ，それを担う施設の役割も異なっている．そしてその先にあるのがエンド・オブ・ライフの時期であり，本書ではこの時期の拘縮対策として青梅慶友病院で実践されている広義の意味での臨床研究を主題にしている．ただ，第Ⅴ章2節でも取り上げられているように，青梅慶友病院のようなエンド・オブ・ライフケアを担う療養型病院に入院する以前から重篤な拘縮を抱えている対象者も少なくなく，最近は増加傾向にあるという（図Ⅴ-19，p151）．つまり，"美しい姿で最期を迎えていただく"ためにはエンド・オブ・ライフケアを担う施設でのみ対策を講じても手遅れなことも多く，急性期から始まるリハビリテーションの各ステージにおいて，それぞれの責務であることを認識したうえで実践することが必要である．そして，その効果検証として関節可動域測定を定期的に行い，そのデータを申し送るとともに，フィードバックを行い，情報の共有化を図ることが今後必要ではないかと思われる．そして，もしこのことが実現できれば，拘縮の進行状況に関する見解も経験則からの推測ではなく，エビデンスに裏づけされたものになるはずである．また，後方視的なデータの検討も可能となり，それに基づく効果検証が行えるだけでなく，拘縮が重篤化する要因やその時期などリスクファクターに関しても明らかにでき，新たな拘縮対策としての治療戦略の開発につながる可能性があるといえよう．

2 臨床における今後の課題と展望

2.1 エンド・オブ・ライフの時期にある障害高齢者の拘縮の実像

　障害高齢者に拘縮の発生頻度が高いことは，先行研究によりすでに報告されているが[14〜16]，このことは当院で行ってきた拘縮対策の結果においても同様であった．本書でこれまでに示してきた当院の入院患者における拘縮の発生・進行状況は，看護・介護職とPT・OTによる拘縮対策として対応した結果である．対象関節が限られていること，そして許容域という独自の基準に基づいて効果検証を行っていることなど，入院患者が抱える拘縮のすべてを網羅しているとはいえないものの，その一部については具体的な状態を提示することができたと考えている．特に，許容域に照らした拘縮の保有者数ならびに保有者率の結果は，"美しい姿"に影響を与えるほど重篤な拘縮が発生している事実を示している．しかし，それらが異常な程度なのか，または仕方のない状態であるのかなどについて現時点では明らかにすることはできない．なぜならば，前章までに何度か触れられているように，実際の患者が抱える拘縮の推移を縦断的に調査した報告はなく，それに対する取り組みや効果検証に関してはまったくといっていいほど明らかにされていないからであり，このことは，拘縮対策に着手しようにもどこから手をつけるべきかの判断がつかないという事態を招いていると考えることもできる．

　そこで，ここではこれまで示してきたデータを改めてまとめ，エンド・オブ・ライフケアの対象である障害高齢者の拘縮の実像を整理することとする．

1）入院時における障害高齢者の拘縮の実像

　第Ⅲ章1節で紹介されている入院時における関節可動域のデータは（図Ⅲ-2, p57），入院当日あるいは入院後数日の間に測定されたものであるため，当院での拘縮対策を受ける前の状態ということができる．そして，ここでの結果は各対象関節における具体的な拘縮の程度を示し，加えて認知症を主体とした精神

疾患であっても拘縮に対する予防的な対応が必要であること，日常生活自立度が低いほど重篤な拘縮が発生していることなどが明らかとなった．また，第Ⅴ章2節3項では入院時における拘縮の保有者数ならびに保有者率がここ数年増加傾向にあることが示された（図Ⅴ-19, p151）．これらのデータは，医療と介護を兼ね備えた療養環境や，当院のようなエンド・オブ・ライフケアを担う施設への入院が必要な障害高齢者の拘縮の実像と捉えることができ，また，入院時にすでに重篤な拘縮が発生しているということは，それまでのリハビリテーションの各ステージにおいて十分な対応が行われていなかったことを意味している．

2）入院中における障害高齢者の拘縮の実像

第Ⅲ章1節2項では入院から3年間の関節可動域の経時的変化が紹介されており（図Ⅲ-3, p58），この結果からは拘縮が進行する程度が具体的に示されている．実際，3年間で減少した関節可動域の平均値は，肩関節外転が15.9°，肘関節伸展が7.6°，膝関節伸展が6.5°で，これらのデータを年単位に換算すれば，肩関節外転は5.3°，肘関節伸展は2.5°，膝関節伸展は2.1°の減少であった．当院の入院患者は平均年齢が88歳であること，そして日常生活の自立度が低いことなどから拘縮が発生・進行しやすいと考えられるが，これらを考慮すると1年間における拘縮の進行はわずかであったといえる．また，精神疾患であっても拘縮が進行すること，そして日常生活の自立度を問わず拘縮が進行することも明らかとなった．これらのことから，エンド・オブ・ライフケアの対象となる障害高齢者においては拘縮の進行を完全に抑えることはきわめて難しいものの，対応によってはその進行を抑えられる可能性も示唆された．加えて，上記に示したデータはエンド・オブ・ライフケアの対象となる障害高齢者における1年間の拘縮の進行の具体的な程度として，今後の効果検証の比較データに活用できる可能性があると思われる．

3）死亡退院時における障害高齢者の拘縮の実像

死亡退院時の関節可動域のデータは対象者が亡くなった直後に測定されたものではなく，おおむね亡くなる半月～1カ月半程度前に測定されたものである．このデータを当院の拘縮対策で定めた許容域に照らしあわせると，第Ⅲ章1節2項で示された関節可動域は（図Ⅲ-4, p59），各対象関節とも許容域の範囲内

に収まっている結果になる．ただ，ここでのデータはあくまでも平均値であるため，この結果だけで重篤な拘縮の発生状況について言及することはできない．事実，第Ⅴ章2節3項では，死亡退院者の約4人に1人が重篤な拘縮を持ったまま最期を迎えていることが示されている（図Ⅴ-22, p154）．

4）入院から死亡退院まで，一連の経過における障害高齢者の拘縮の実像

　これまでに述べてきた入院時，入院中および死亡退院時という3つの時期におけるデータは，対象者が一部で重なってはいるものの，母集団としてはそれぞれが異なっているため一連の経過と断言することはできない．しかし，対象者は不特定多数ではなく，療養環境を必要とする心身の状態であること，年齢がある程度の範囲に収まっていること，そして当院に入院したまま最期を迎える，あるいはその可能性が高いことなどは共通しており，これらを考慮すると3つの時期のデータはある程度連続性を含んでいると捉えることができると思われる．そこで，この3つの時期のデータを比較することで入院時から死亡退院時までの一連の経過における障害高齢者の拘縮の実像を示すこととする．

　まず，関節可動域に関しては，肩関節外転が入院時の124.6°から経時変化を経て死亡退院時では109.6°と10～15°の減少が認められ，同様に肘関節伸展では入院時の−5.7°から−10.1°と5～10°の減少が認められた．そして，膝関節伸展では入院時の−9.2°から死亡退院時の−11.3°と5°程度の減少が認められ，足関節背屈は入院時の9.3°から死亡退院時の7.2°と2°程度の減少が認められた（図Ⅵ-4）．次に，拘縮の保有者率については，入院時が15%程度であるのに対し，入院中ならびに死亡退院時は20%以上であり，すべての時期を通して1人につき2カ所程度，重篤な拘縮が発生していることも明らかとなった（図Ⅵ-5）．このようにエンド・オブ・ライフケアの対象となる障害高齢者に対しては，拘縮対策を実施したとしても少なからずそれが進行することは避けられない事実であり，しかもそれは亡くなるそのときまで続く可能性があるということを認識しておく必要があろう．

2.2 青梅慶友病院における拘縮対策の限界と課題

　これまで述べてきた結果から，当院の拘縮対策は一部においてある程度の効果があったと考えることができるが，その一方で入院中に新たに重篤な拘縮が

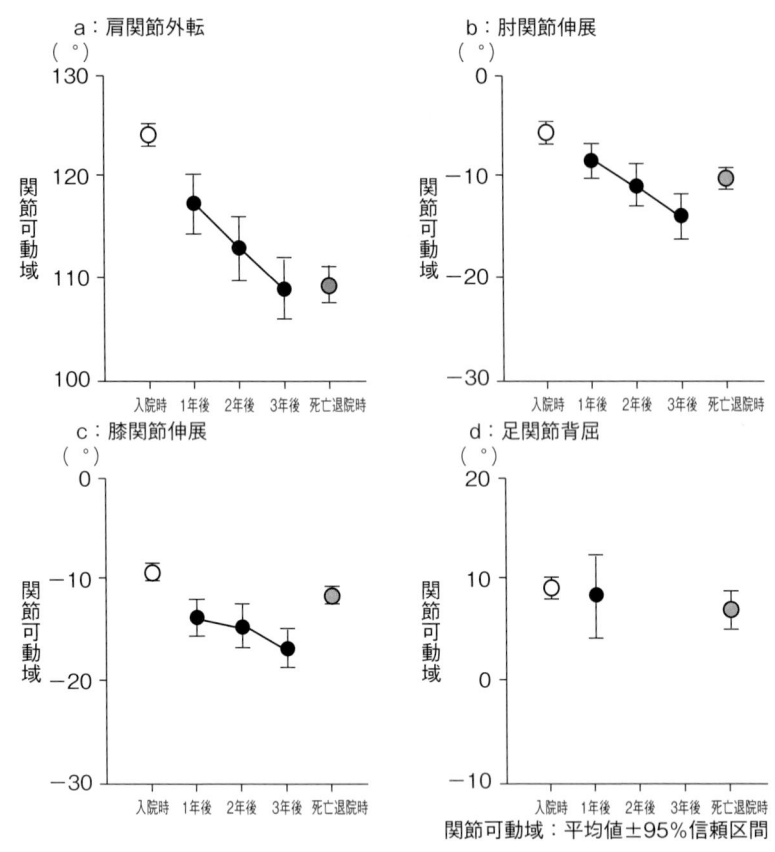

図Ⅵ-4 入院時,入院中,死亡退院時における各対象関節の関節可動域の状況
 肩関節外転,肘関節伸展,膝関節伸展における対象者数は入院時が1,342名,入院中が188名,死亡退院時が660名であり,足関節背屈の対象者数は入院時が354名,入院中が43名,退院時が91名である

発生したという事実もあり,このことは当院の拘縮対策の限界を示唆している.最終的に"美しい姿で最期を迎えていただく"という,拘縮対策の目的を実現するためには,新たに発生する拘縮やその重篤化は抑えなければならず,実施する対策について方法も含めた内容の検証が常に必要であると考えており,以下にその具体策を紹介する.

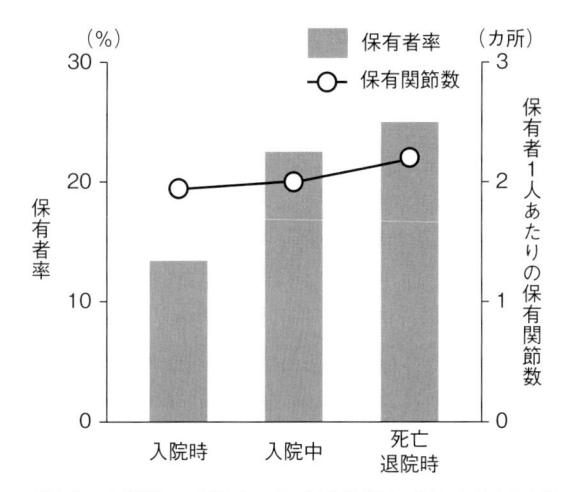

図Ⅵ-5 入院時，入院中，死亡退院時における拘縮の保有者率ならびに保有関節数の状況

入院時と死亡退院時のデータは2008年6月～2013年10月の間に発生した入退院者すべてを対象とし，入院中のそれはその期間中に実施した2カ月ごとの測定対象者の延べ人数から算出したものである．結果，拘縮の保有者数は入院時が1,701名中230名（13.5%），入院中が23,669名中5,489名（23.2%），死亡退院時が1,317名中329名（25.0%）であり，保有者1人あたりの保有関節数は入院時が1.92カ所，入院中が1.97カ所，死亡退院時が2.21カ所であった

1）生活の活性化

　対策の1つは，これまでと同様に看護・介護職ならびにPT・OTによる対応をベースに，日常ケアの中で行う関節運動の機会をさらに増やすことである．しかし，第Ⅰ章で述べたとおり，その方法は単調であることが多く，さらには効果を実感しにくいことから，単純にその種類を増やし継続することは難しい．そのため，拘縮対策としての要素である関節の他動運動や荷重を関わる側が意識をしなくてもなされるような工夫が必要であり，その1つの方法が生活を活性化することと考えている．生活の活性化というと，例えば，活動の範囲を広げ，躍動的に生活することのようにイメージされやすいが，対象者がエンド・オブ・ライフの時期の障害高齢者であることを考えると，それは現実的ではない．むしろ活動自体が静的であっても，ベッドから離れる，車いすに座る，椅子に座る，居場所を変える，そしてそれを繰り返すことが心身の活性化である．

その過程における対応手順を拘縮対策として効果が見込めるものとして定めることで関節は動かされ，よりよい姿勢で過ごす時間が増えることになる．この関わりは，当院において1988年から開始した障害高齢者に対する積極的な離床[17]が基盤となっている．また，拘縮対策として機能するような生活の活性化を図るためには，PT・OTの専門的な知識の応用が欠かせない．具体的にどのような手順で対応するか，日中はどのような姿勢でいるかなどについて関節運動や荷重といった側面からそれを設定し，それが実際に行われているかについての確認までを含めてPT・OTが関わることが望ましい．また，拘縮のみならずQOLを保つ，あるいは高める意味でも生活を活性化する価値はある．これまで述べてきたように，看護・介護職やPT・OTなどの対応は，少しの工夫で拘縮対策として機能する可能性があり，それをさらに広げることができれば，将来的には特別に意識しなくても重篤な拘縮の発生を減少させることにつながるのではないかと思われる．

2）対象関節と許容域の再検討

対象関節とその許容域についても再検討する必要がある．当院の拘縮対策は対象関節を最低限に絞り込み，その効果を保有者数や保有者率，保有関節数などで検証してきた．これは他の章でも述べられているとおり，"美しい姿で最期を迎えていただく"ためであり，超えてはならない許容域という基準を設定し，それに照らしあわせたものである．しかし，対象関節やその許容域が目標達成の要件を満たすものであるか否かについては，拘縮の発生頻度やその程度，そして業務負担の観点などから今後も繰り返して検討する必要がある．現在では対象関節を顎関節や足関節に広げ，効果検証を進めているところである．

3）目標や検証方法の再検討

拘縮保有者という概念や"美しい姿"という全体像を示す言葉は，当院で独自に定めたものであるため，関わるすべての者が理解できているかを常に確認し，場合によっては変更する必要がある．関節可動域という測定値から身体の状態や動きをイメージすることは容易ではない．しかし，拘縮の発生頻度やその重症度，そして対策を実施した効果を誰もがわかるように表現することは，拘縮に対する意識を高め，対策を継続するためには欠かせない作業である．現時点では，当初の目標や検証方法を踏襲しているが，今後の進捗状況に照らし

あわせ，検討を重ねることが必要と考えている．

2.3 臨床における拘縮対策の課題とその解決方法

　エンド・オブ・ライフケアの臨床における拘縮対策は，それを実施し，継続しなければならない．第Ⅴ章2節3項で紹介されている入院時14.3％，死亡退院時26.3％といった拘縮の保有者率を，34万床[18]ともいわれる全国の療養病床数にあてはめると，入院時には全国に4万8,000人の拘縮の保有者が存在し，死亡退院時には8万9,000人に増加する計算となる．また，この母数を対象者の年齢や基礎疾患など，状況が近いと考えられる介護施設系のベッド数[19]まで拡大すると，21万人あまりが重篤な拘縮を抱えたまま最期を迎えることになる．つまり，これらを防ぐためには拘縮が発生していない時点からの対応，すなわち予防的対応が重要で，発生してしまったものに対してはいかにして進行を防ぐかといった関わりが不可欠なことは明らかである．しかし，現実として拘縮対策は積極的に進められておらず，根本的な課題を解決する必要がある．そこで，ここでは当院での経験を踏まえてその要因を整理し，拘縮対策の実施につなげられるポイントを述べることとする．

1）実施対象者の選定

　拘縮対策を実施するにあたり，その対象者を選定することは思ったほど容易ではなく，その判断がつかないために拘縮が重篤化するまで何の対応もなされないことが現実的に多いように思われる．拘縮は発生部位やその程度によって日常生活に多大な悪影響を及ぼすが，裏を返せば問題にならない拘縮も存在する．また，同じ関節に同じ程度の拘縮が発生したとしても，それが日常生活上の問題となるか否かについては対象者の置かれている状況，すなわち物的あるいは人的な環境によって異なる．これらのことから，拘縮対策は万人に必要ではないという解釈もできる．しかし，本当にそうであろうか．どのような条件が揃った場合に拘縮が発生するのかという点に関しては，臨床上，明らかにされていない．また，一見，同じような条件にある対象者でも同じような拘縮が発生しないということも珍しいことではない．誰に発生するかわからないのであれば，まずはすべての対象者に対応することが拘縮対策の第一歩であると思われる．そして，対応する中で拘縮が顕著になるケースとならないケースを分

類し，それを繰り返しながらリスクファクターを探り，対象者を絞り込むことが現状では必要と考えられる．すべての対象者に対応することは容易ではないが，工夫することによって特別な時間や場所を設けなくとも十分に可能である．また，すべてに対応するからこそ，発生したはずの拘縮を未然に防ぐことができるのかもしれない．

2）関わる側の感度と PT・OT の役割

拘縮対策を実施するにあたって問われるのは関わる側の感度である．感度が鈍ければ将来的に支障をきたすであろう拘縮やそれが発生する兆候を見逃すことになり，不十分な対応のまま拘縮の重篤化を招くことにもなりかねない．特にPT・OTなどのように，対象者の近くに存在し，身体機能についての詳細な情報を持つ職種は，拘縮を予防することに専門的な知識や技術を大いに投入すべきである．一般的には気づかれないような兆候を察知し，予防的な関わりがなされるよう対応方法を調整することで拘縮の発生を抑えてこそ専門職として存在する意義があるといえる．しかし，これまでも述べられているとおり，障害高齢者には拘縮が頻発しており，そこに重篤なものも含まれているのが現実である．PT・OTはできてしまった拘縮に対応するのではなく，将来的な予測を持って拘縮を未然に防ぐことが職責だと認識する必要があるのではないだろうか．拘縮ができあがってからの対応ではすでに遅く，改善が困難であることは十分に周知されているはずである．

3）共通の価値観や指標

拘縮対策は複数人が関わることで効果的に機能すると考えられる．しかし，複数人が関わるということは，共通の価値観や指標が必要であることを意味し，合意が得られていなければ，その関わり方や手順までも個々人の判断に委ねられてしまい効果的に機能することは望めない．第V章1節4項（p127）で紹介されている当院での混乱は，拘縮に対する合意を得られなかったことが最大の要因である．ある程度価値観を揃え，誰もが理解できる指標を持つことは拘縮対策に限らず，チームアプローチを進めるうえで最重要視すべきことである．

4）使用する言語とその理解

共通の価値観や指標にも関係するが，それらを指し示す言語やそれを協議す

る際に使用する言語などはあらかじめ統一しておく必要がある．臨床においては，同じ意味の言語でもその使い方が職種ごとで異なることから違和感を覚えたことや同じ職種であっても1つの言語に対する認識が異なると感じたことなど，誰もが一度は経験があるのではないだろうか．医療や介護といった一見同じような言語を使っている現場であっても，それぞれの職種の歴史や教育課程，それまでの個人の経験などから，同じ言語を違う意味で使っていることは珍しいことではない．そのため，当院の拘縮対策においては以下に挙げた3点のポイントを中心に言語統一を図った．

①"拘縮"という言語

　当院では"拘縮"を「関節周囲軟部組織の器質的変化に基づく関節可動域制限」という文献上の定義では用いておらず，動かない関節をすべて"拘縮"と呼ぶこととしている．その理由は単純に言語の混乱を避けるためである．もし看護・介護職に対し対象者に存在する関節可動域制限を拘縮と強直に区分したうえで，その対応として拘縮には日常ケアの中で他動運動を行い，強直には何もしなくてもかまわないとするならば，開始直後はそのように実施されたとしても，時間が経つにつれどれが拘縮でどれが強直なのかといった混乱が生じ，現場の対応は一気に滞ることが予想される．また，PT・OTは拘縮と強直の病態の違いから，それを明確に分けて対応したいという気持ちにかられると思われるが，それを優先することでチームとしての機能が発揮されないのであれば本末転倒であり，これらを避け関節の他動運動を日常ケアの中で定着させるためにも"拘縮"という言語に統一した．

②PT・OTが使用する言語

　拘縮対策を検討する中で最も時間を費やしたのは，PT・OTの言語の統一であった．リハビリテーション専門職という括りの比較的に互いを理解しやすいはずの職種同士であるが，機能や能力，運動や動作といった聞き慣れた言語にすら明確な定義はなく，個々人の解釈のもとで微妙に違うニュアンスで使われていることが多い．そこで，PT・OTの業務の中で日常的に使用する言語についてもその意味を確認しながら統一を図った．

③関節可動域を示す言語

　拘縮対策においては，関節可動域の測定値も言語の1つと考えなければならない．PT・OTは関節可動域の測定値を聞くと，おおむねその関節の動きや状態をイメージすることができ，このことは測定値自体がPT・OTの間で共通言

語として成立していることを意味している．しかし，拘縮対策を共に実施する看護・介護職や対象者の家族はどうであろうか．"右肩関節屈曲 90°"と聞いてその動きを再現できるかといえば，よほど関節可動域に精通していないかぎりそれは難しい．つまり，数値表記された関節可動域は共通言語として使えるものではなく，数値が意味する関節の動きやその状態については，別の言語あるいは表現で伝える工夫をしなければならない．そのため，当院では対象とする複数の関節可動域にそれぞれ許容域を設け，それを超えた関節が1カ所でも存在した場合に拘縮の保有者として表現することとした．

　以上のような言語の統一に加えて考えておくべきことは，そのわかりやすさである．拘縮という病態，その程度をあらわす関節可動域，その測定値から予測される将来の姿，そして何を目指して対応するかなど，一つひとつは理解できても，それらをつなぎ合わせ，1つの対策として機能させることは思ったほど容易ではない．当院で拘縮対策を始めるにあたっても，いかに単純にわかりやすく表現できるかということは，最も注意を要したポイントであった．先に述べた院内での"拘縮"という言語の定義づけ，看護・介護職が実施する日常ケアでの他動運動の単純化，そして，拘縮対策の目的を"美しい姿で最期を迎えていただく"としたこともその例である．

5）実施と継続

　前述したように，拘縮対策に関しては研究報告などの前例が乏しいため，どこから手をつけるべきかという判断がつかないことが現実として多いと思われる．しかし，前例がないのであればそれを自分たちでつくることも1つの手段である．第Ⅲ章2節で紹介されているような姿で最期を迎えることになった場合，その責任は誰にあるのであろうか．それを考えたとき，たとえ1つの関節の1つの運動方向であったとしても，拘縮対策を実施する必要性を感じるのではないだろうか．対象関節が限られていても具体的に拘縮対策を実施し，関節可動域について経時的な測定値を得ることができたならば，その後の効果検証が可能となり，次の対策が立てられるはずである．また，その実績をなんらかの形で公表することができれば，それを基に別の対応を試みる同志もあらわれるはずである．当院が拘縮対策を開始した2007年当時は情報収集すらどうしていいのかわからず，数年間は自分たちで測定したデータを積み上げるしかなかったが，粗さは否めないものの開始から約7年の間に2,500名を超える障害

高齢者の関節可動域を測定し，データとして蓄積することができた．第Ⅲ章で述べられているような具体的な関節可動域やその経時的な変化は，そうして積み上げた結果であり，今後当院で続ける拘縮対策の比較データとしてきわめて貴重な資料になると考えている．

　臨床において，拘縮対策を実施・継続することは思ったほど容易ではない．しかし，目的や課題を明確にし，できるところから具体的に着手することが解決へ向けての唯一の方法といえよう．

2.4　臨床における今後の展望

1）エンド・オブ・ライフケアとしてのリハビリテーションの今後の展望

　超高齢社会を迎えたわが国にとって，障害高齢者を対象としたリハビリテーションをその役割[20]に基づいて実施し，効果検証を重ねることが喫緊の課題であることは明らかである．それはリハビリテーションの各ステージにおいて直面する課題を克服することであるのと同時に，結果としてQOLを高める，あるいは「生きているかぎり生きがいを感じさせる」[21]という広義の意味での効果も求められていると思われる．エンド・オブ・ライフケアの対象となる障害高齢者には遠からず死期が迫っており，それはいつ訪れるかわからない．したがって，その日そのときがいつであってもいいように，常に身ぎれいで穏やかに過ごせるよう対応することはエンド・オブ・ライフケアとしてのリハビリテーションの基本である．たとえ重度の障害を抱えていても，日々を，季節を楽しめるような状態でいられるとするならば，それは誰もが望む晩年の姿と考えられ，その実現に向けた対応は「生きているかぎり生きがいを感じさせる」リハビリテーションになり得るものである．

　第Ⅰ章で述べたとおり，この時期におけるリハビリテーションの目的は廃用症状をできるかぎり予防し，尊厳が守られた生活を実現することであると考えている．そういった意味では，最期のそのときまで関わるリハビリテーションが存在し，それをやり遂げることがこの時期に関わる者の使命といえよう．

2）エンド・オブ・ライフケアとしての拘縮対策の今後の展望

　エンド・オブ・ライフケアとしての拘縮対策は，何にもましてそれが実施され，継続されることが望まれる．拘縮の存在を認め，その悪影響が広く及ぶこ

とを知り，対応の必要性を心得ているならば，限られた範囲であっても専門的な知識と技術を投入し，エビデンスが構築されるまで検証を積み重ねることは専門職としての責務であると思われる．これまでエンド・オブ・ライフケアとしての拘縮対策の重要性を述べてきたが，厳密にいえばエンド・オブ・ライフの時期に至る前に拘縮対策が講じられることこそが重要であり，それがあってはじめて成立するものと考えている．したがって，ケアやリハビリテーションに関わるすべての者は人生の最期を左右する重要な課題として拘縮に対する認識を高める必要があり，施設や病院，在宅を問わず様々な試みを展開しなければならない時期にあるように思われる．

斎藤[22]は認知症高齢者の死について述べる中で，「専門家としての私たちは，それぞれの専門性に応じた視点から，『老い』と『死』を見つめ，それを見守り，見送る技術を開発する努力を続けていかなければならない．自然科学の重要さを過小評価せず，科学技術を過信しないこと，未知なるものに挑戦する不断の努力を忘れぬこと，それでも不可知なるものを虞れ憚る謙虚さを失わないこと，精神科医としての私の自戒である」と締めくくっている．これまで述べてきた当院での拘縮対策は，かなりの部分が手探りではあるものの，まさしく「老い」と「死」が身近に存在する中で実施してきたものである．ともすれば関節だけの問題と見過ごされることもある拘縮ではあるが，その状態は外観上，誰でも窺い知ることができ，重篤化した場合の影響は死を迎えた対象者本人，残された家族，そして携わった人々にまで広く及ぶ．大塚[23]は，人の最期と医療対応，家族の想いなどについて論じる中で，人は苦痛なく枯れるように穏やかに，そして静かに人生の幕を閉じることができ，それは家族や介護をする側にとってきわめて荘厳なものであると述べている．人の最期を目の当たりにするとき，私たちはそれを心穏やかに見守ることができるだろうか．やるべきことをやりつくしたという後悔なき想いで見送ることができるだろうか．「老い」と「死」を見守り，見送る技術の1つとして，試行錯誤であっても拘縮対策を積極的に試み，"美しい姿で最期を迎えていただく"ことが実現できたとすれば，それはエンド・オブ・ライフケアの1つの形になる可能性があると思われる．

本書で示した当院の看護・介護職，そしてPT・OTによる取り組みから得たデータでは，現段階において何も結論づけることはできない．しかし，今後当院の対応技術を高めるためには欠かせないものであることは間違いない．もしも本書を参考に様々な臨床研究がなされたとするならば，本領域の発展にもつ

ながる望外の喜びであり,それらの研究結果から最終的に当院のデータや取り組みが否定されるのであれば,それも本望である.

文 献

1) 千住秀明,他:研究とは何か.千住秀明,他(監):はじめての研究法―コ・メディカルの研究法入門.神陵文庫,pp1-15,2003
2) 内山 靖:理学療法と研究.理学療法研究法,第2版.医学書院,pp1-9,2006
3) 沖田 実(編):関節可動域制限 ― 病態の理解と治療の考え方 第2版.三輪書店,2013
4) Botte MJ, et al:Spasticity and contracture:physiologic aspects of formation. Clin Orthop Relat Res **233**:7-18, 1988
5) Trudel G, et al:Contractures secondary to immobility:is the restriction articular or muscular? An experimental longitudinal study in the rat knee. Arch Phys Med Rehabil **81**:6-13, 2000
6) Moriyama H, et al:Comparison of muscular and articular factors in the progression of contractures after spinal cord injury in rats. Spinal Cord **44**:174-181, 2006
7) 岡田理美,他:ラット筋線維の発育・分化に関する組織化学的研究.神経内科 **15**:363-370,1981
8) 武富由雄:理学療法における基礎研究.PTジャーナル **30**:526-532,1996
9) 小泉幸毅,他:拘縮の実態.奈良 勲,他(編):拘縮の予防と治療 第2版.医学書院,pp1-17,2008
10) 福屋靖子:成人中枢神経障害者の在宅における生活動作と関節拘縮の関係について.理学療法学 **21**:90-93,1994
11) 沖田 実:基礎研究.内山 靖,他(編):理学療法研究法 第3版.医学書院,pp60-70,2013
12) 灰田信英:基礎医学的研究の実際.内山 靖(編):理学療法学研究法.医学書院,pp66-76,2001
13) 沖田 実,他(編):機能障害科学入門.九州神陵文庫,2011
14) 福屋靖子:成人中枢神経障害者の在宅における生活動作と関節拘縮の関係について.理学療法学 **21**:90-93,1994
15) 小泉幸毅,他:拘縮の実態.奈良 勲,他(編):拘縮の予防と治療.医学書院,pp1-17,2003
16) 武富由雄,他:ねたきり老人の下肢拘縮の実態.理学療法ジャーナル **24**:853-856,1994
17) 大塚宣夫:「寝たきり老人」を起こす.文藝春秋 平成元年12月号:378-388,1989
18) 厚生労働省:平成24年(2012)医療施設(動態)調査・病院報告の概況.http://www.mhlw.go.jp/toukei/saikin/hw/iryosd/12/dl/1-1.pdf(2014年5月10日アクセス)
19) 厚生労働省:平成24年介護サービス施設・事業所調査の概況.http://www.mhlw.go.jp/toukei/saikin/hw/kaigo/service12/dl/kekka-gaiyou.pdf(2014年5月10日アクセス)
20) 石川 誠:リハビリテーション医療について.日本リハビリテーション病院・施設協会(編):高齢者リハビリテーション医療のグランドデザイン.青海社,pp13-17,2008
21) 砂原茂一:リハビリテーション.岩波新書,pp197-214,1980
22) 斎藤正彦:老いと死の臨床.こころの科学 **96**:12-18,2001
23) 大塚宣夫:人生の最期は自分で決める―60代から考える最期のかたち.ダイヤモンド社,pp159-171,2013

あとがき

　2008年1月に上梓した初版『関節可動域制限―病態の理解と治療の考え方』（三輪書店）の序でも述べさせていただいているが，私自身が拘縮の基礎研究を始めるきっかけになったのも，本書で紹介されているような重篤な拘縮症例との出会いである．理学療法士になって1年目であったということもあり，この症例に対しては何の治療介入も施せず，陥入爪の処理と頻回な手掌面の清拭などをご家族にアドバイスすることぐらいしかできなかったように記憶している．理学療法士としてあまりにも無力であったことは言うまでもなく，これ以降，青梅慶友病院の福田卓民氏らとは違った形で私の「拘縮との戦い」が始まったといっても過言ではない．

　拘縮の病態やその発生メカニズムに関する基礎研究は，この10年来飛躍的に発展し，最近は分子レベルにまで掘り下げて解明が進み，ともすれば薬剤の開発につながる可能性もみえてきている．しかし，これらの研究成果は拘縮の発生予防の観点に立って計画・推進されたものがほとんどで，すでに発生してしまっている重篤な拘縮に対する有効な治療介入方法はいまだに不明で，個人的には今後も画期的な介入方法は開発されないのではと思っている．つまり，重篤な拘縮に対しては日々の関わりが重要であり，われわれが少しでも怠った対応をしてしまうとあっという間に無残な姿に変貌することも少なくないのである．このようなことはリハビリテーション専門職だけでなく，対象者の最も身近な存在である看護・介護職も気づいていることと思われるが，限られたマンパワーで多くの対象者に対応しなければならない今日の臨床現場では，その業務内容に忙殺され，実践できていない現状があるように思われる．つまり，日々の関わりを当たり前のこととして実践していくことは，臨床の現場では本当に難しいことなのである．そのため，青梅慶友病院のチームアプローチとしての拘縮対策の取り組みは非常に意味があり，様々な臨床現場で参考になることも多いことから，2013年の春頃，本書の企画・執筆を福田氏に持ちかけた．すると，福田氏はほとんど悩むこともなく，一発返事で了承してくれたように記憶している．しかし，私の心の中には"言い過ぎた"，"大風呂敷を広げすぎた"などと少し後悔と不安の念もあった．なぜなら，福田氏をはじめとした執筆者である青梅慶友病院のスタッフは対象者ならびにそのご家族のことを第一

義に考える臨床実践家ではあるものの，書籍の執筆は初めての経験であり，原稿の添削作業などには相当に時間と労力を費やすことが予想されたからである．そして，このことは裏切られることなく，昨年の年末はこの添削作業などに翻弄されてしまった．ただ，私のある意味暴力的な添削と必要以上のリクエストにもめげることなく対応していただき，最終的には非常に読みやすい文章に仕上がったように思っている．本当に青梅慶友病院のスタッフの精神力と活力には頭が下がる思いであり，あらためて敬意を表したい．また，私たちの研究室での拘縮の基礎研究がこのような形でエンド・オブ・ライフケアの臨床に還元できるということは望外の幸せである．

　実は，冒頭に記した拘縮の基礎研究を始めるきっかけとなった重篤な拘縮症例の姿は今でも時々夢でみることがある．このことは何なのかと考えてもみたが，これまではその答えはみえていなかった．ただ，今回，青梅慶友病院のスタッフの面々と本書をつくり上げていく中で，拘縮の基礎研究は何のために始めたのかという思いがよみがえり，私自身の原点回帰となった．きっと，この夢はこのことを忘れないようにするためのメッセージであり，福田氏との出会いも導いてくれたのではないかと考えている．また，今回の経験は私自身の今後の研究の方向性や教育のあり方についても学ばせてもらう機会となり，自身がやるべきことは何なのかが少しみえてきた気がしている．そのような意味で福田氏をはじめ青梅慶友病院のスタッフには感謝している．

　本書の中でも幾度となく述べられているが，青梅慶友病院のようなエンド・オブ・ライフケアを担う施設・病院に入院する以前から重篤な拘縮を抱えている高齢障害者は少なくなく，最近は増加傾向にある．そのため，急性期からの各ステージにおいて，拘縮対策を講じることはリハビリテーション専門職のみならず，看護・介護職も含めたすべての医療・福祉専門職者の責務であると自覚すべき時期に来ており，その意識改革や具体的な取り組み方について本書が少しでもお役に立てれば幸いである．

　最後になったが，本書の出版を快くお引き受けくださった三輪書店の青山智代表取締役ならびに企画から製本までご尽力いただいた第一編集室の山中恭子氏に心から感謝申し上げ，本書を締めくくることとする．

平成26年9月吉日

長崎大学大学院医歯薬学総合研究科　　沖田　実

索　引

欧文

activities of daily living：ADL　16
ADL 能力　34
Berg balance scale　147
evidence-based medicine：EBM　86，161，165
Hoffa の分類　29
quality of life：QOL　5
randomized controlled trial：RCT　86，161，163，164，165，168，170

あ

医学的エビデンス　148
生きがい　11
痛み　20，35
医療の機能分化　112
院外発生　150
院内発生　150
内がえし　73
美しい姿　18
運動器　81
運動療法　86，91
運動療法の要素　106
エビデンス　86
エンゼルケア　120
エンゼルメイク　120
エンド・オブ・ライフケア　3
応用研究　159
温熱療法　88，90，108

か

下顎張反射　74
顎関節　74
角度という数値　136
可視化　117
家族へのケア　117
肩関節　67
肩関節外転　54
「肩車型」社会　7
滑液循環　99
活動性　97
滑膜　30，43，45
感覚器　81
看護・介護職としての価値　114
患者志向　148
関節荷重　102
関節可動域の許容域　131
関節機能　99
関節拘縮　20
関節周囲軟部組織　28
関節性拘縮　30
関節包　43
感度　178
季節を感じること　105
基礎医学的研究　159，165
基礎研究　159，161
基礎疾患　54，59
基本的ケア　113
基本動作　97
急性期医療　112
胸郭運動　80
胸式呼吸　80
共通言語　179
協働志向　148
筋萎縮　76
筋性拘縮　30，167
筋線維　30
筋線維性拘縮　31
筋ポンプ作用　36
筋膜　30，39
屈曲拘縮　38
グリーフケア　120
痙縮　31，34，161

頚部　74
結合組織性拘縮　30
言語化　129
言語統一　179
腱性拘縮　30
検討期間　144
抗重力姿勢　99
拘縮対策　21
拘縮対策の限界　173
拘縮に対する認識　112
拘縮の実験動物モデル　37, 159
拘縮の責任病巣　38
拘縮の定義　28
拘縮の分類　29
高齢者医療　112
股関節　71
呼吸器　80
骨萎縮　76
骨折　83
コラーゲン　31, 40

さ

再現性　147
最期の姿　18
座面高　101
左右対称　76
左右非対称　76
試行期間　144
システマティックレビュー　86, 168
自然な寝姿　130
舌の動き　82
自動運動　97
習慣化　134
終末期リハビリテーション　12
手指　70
趣味的な活動　105
循環器　81
循環血漿量　81
消化器　81
焦点化　128
静脈環流　81
職種構成志向　148

褥瘡　20, 78
身体拘束の廃止　125
靱帯性拘縮　30
振動刺激療法　108
ストレッチング　86
すり足歩行　100
生活の活性化　174
生活の質　5
生活の場　125
正常歩行　143
線維化　40, 45, 47, 167
線維膜　30, 43
尖足拘縮　37, 72
蠕動運動　81
専門性志向　148
足関節　72
足関節背屈　54
足指　73
測定スキル　148
組織的な関わり　129
尊厳が守られた生活　16

た

体幹背部　74
第三者による再測定　134
代謝機能　81
第二の心臓　81
タイプⅠ・Ⅲコラーゲン　41
タイプⅠコラーゲン　40, 43, 44, 47
タイプⅢコラーゲン　40, 43, 44, 47
他動運動　97
打撲　83
チームアプローチ　116
チームアプローチとしての拘縮対策　148
チーム医療の志向性　148
超高齢社会　6
治療偏重　112
手関節　68

な

内反尖足拘縮　73
二次的な屈曲拘縮　140
日常生活活動　16
日常生活自立度　54, 59
日常的な拘縮対策　114
寝たきり起こし　125
年齢　32, 162

は

肺自体の伸縮性　80
廃用症状　14
抜爪　83
バランス調節　81
皮下出血　83
膝関節　72
膝関節伸展　54
肘関節　67
肘関節伸展　54
皮膚性拘縮　29
皮膚トラブル　78
不快感への配慮　114
不自然な寝姿　126
浮腫　35
物理療法　88, 108
不動　32
変化を察知できる可能性　115
方法や手順の統一　128

ま

骨の突出　77
保有関節数　149
保有者　135
保有者数　135
保有者率　135

ま

麻痺　34
○×式の記録　134
慢性痛　81
メタ分析　168
目測による判定　134

や

余暇活動　17

ら

ランダム化比較試験　86
リスクファクター　177
リハビリテーション　11
リハビリテーション専門職　97
罹病期間　33
臨床研究　159, 163
るい痩　77
レクリエーション・サービス　17
労働環境の変化　112

編者略歴

福田 卓民（ふくだ　たくみ）
1965年4月　北海道生まれ
1988年3月　仙台大学体育学部体育学科 卒業
1994年3月　専門学校社会医学技術学院作業療法学科 卒業
1994年4月　医療法人社団慶成会青梅慶友病院に作業療法士として勤務
現在に至る

沖田　実（おきた　みのる）
1966年8月　長崎県生まれ
1989年3月　長崎大学医療技術短期大学部理学療法学科 卒業
2004年1月　医学博士号取得（長崎大学）
2007年10月　長崎大学大学院医歯薬学総合研究科保健学専攻理学・作業療法学講座　教授
2010年4月　長崎大学大学院医歯薬学総合研究科医療科学専攻リハビリテーション科学講座
　　　　　　運動障害リハビリテーション学分野　主任教授
現在に至る

エンド・オブ・ライフケアとしての拘縮対策
─美しい姿で最期を迎えていただくために

発　　行　2014年10月20日　第1版第1刷©
編　　者　福田卓民・沖田　実
発行者　　青山　智
発行所　　株式会社　三輪書店
　　　　　〒113-0033　東京都文京区本郷 6-17-9
　　　　　☎ 03-3816-7796　FAX 03-3816-7756
　　　　　http://www.miwapubl.com
装　　丁　有限会社ダイアローグ
印刷所　　三報社印刷株式会社

本書の内容の無断複写・複製・転載は、著作権・出版権の侵害となることがありますのでご注意ください。

ISBN 978-4-89590-492-6 C 3047

JCOPY ＜(社)出版者著作権管理機構 委託出版物＞
本書の無断複写は著作権法上での例外を除き禁じられています．
複写される場合は，そのつど事前に，(社)出版者著作権管理機構
（電話 03-3513-6969, FAX 03-3513-6979, e-mail：info@jcopy.
or.jp）の許諾を得てください．

■ 拘縮の解明に向き合うすべての医療従事者のために、待望の改訂版!!

関節可動域制限【第2版】
病態の理解と治療の考え方

沖田 実（長崎大学大学院）

今なおリハビリテーション科学領域の重大な研究テーマである関節可動域制限。第2版では、病態を筋収縮由来と拘縮由来とに明確に区分したうえで、治療に難渋する拘縮のみを、皮膚、骨格筋、靱帯、関節包といった関節周囲軟部組織の器質的変化について網羅的に深く掘り下げて解説。新たな試みとして、筋性拘縮について分子レベルでの発生メカニズムの解明にもチャレンジした。さらに、新たに概念の見直しが行われている痛みについても取り上げており、拘縮発生の主要因でもある不動（immobilization）そのものが痛みにどのような影響を及ぼすのか、このような痛みが関節可動域制限にどう影響し、その治療を進めるうえでどのような点に留意すべきかについて解説した。初版の内容を精査・整理し直すとともに、5年間で蓄積した新たなデータに基づいた知見を紹介し、関節可動域制限の各種病態に対する治療効果の検証と治療戦略を語る。

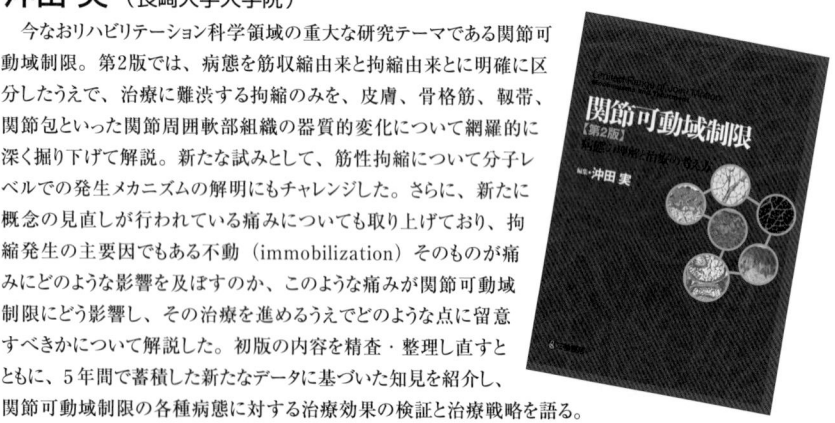

■ 主な内容

第1章 関節可動域制限の基礎
第1節 関節可動域制限とは
　1. 関節可動域制限の発生状況の実態
　2. 関節可動域制限の発生要因
　3. 関節可動域制限の定義と分類
第2節 関節の構造と機能
　1. 皮膚の構造と機能
　2. 骨格筋の構造と機能
　3. 靱帯の構造と機能
　4. 関節包と滑液の構造と機能
　5. 関節軟骨の構造と機能
第3節 関節可動域制限の病態
　1. 筋収縮に由来する関節可動域制限
　2. 拘縮に由来する関節可動域制限

第2章 拘縮の病態と発生メカニズム
第1節 拘縮の実験動物モデル
　1. 拘縮の病態を探るうえでの動物実験の意義
　2. 外固定法を用いた実験動物モデル
　3. 内固定法を用いた実験動物モデル
　4. 臨床でのシミュレーション
第2節 皮膚の変化に由来した拘縮
　1. 皮膚の構造とその伸張性
　2. 皮膚疾患と拘縮
　3. 不動による皮膚の変化

第3節 骨格筋の変化に由来した拘縮
　1. 骨格筋の構造とその伸張性
　2. 不動による骨格筋の筋長ならびに伸張性の変化
　3. 不動による筋線維の変化
　4. 不動による筋膜の変化
第4節 靱帯の変化に由来した拘縮
　1. 靱帯の構造とその伸張性
　2. 不動による靱帯の変化
第5節 関節包の変化に由来した拘縮
　1. 関節包の構造とその伸張性
　2. 不動による関節包の変化
　3. 外科術後や関節内外傷後の拘縮
第6節 その他の関節構成体の変化が
　　　関節可動域制限に及ぼす影響
　1. 不動によるその他の関節構成体の変化

第3章 関節可動域制限に対する治療の考え方
第1節 関節可動域制限に対する治療効果の検証
　1. 筋収縮に対する治療効果
　2. 拘縮に対する運動療法（ストレッチング）の治療効果
　3. 拘縮に対する物理療法の治療効果
第2節 関節可動域制限に対する治療戦略
　1. 関節可動域制限の発生・進行に関する悪循環
　2. 関節可動域制限の治療の考え方

● 定価（本体3,200円＋税） A5 頁240 2013年 ISBN 978-4-89590-435-3

お求めの三輪書店の出版物が小売書店にない場合は、その書店にご注文ください。お急ぎの場合は直接小社へ。

〒113-0033
東京都文京区本郷6-17-9 本郷綱ビル

三輪書店

編集 ☎03-3816-7796　FAX 03-3816-7756
販売 ☎03-6801-8357　FAX 03-6801-8352
ホームページ：http://www.miwapubl.com

■リハビリテーションの未来のために

大田仁史の『ハビリス』を考える
リハビリ備忘録

大田 仁史（茨城県立健康プラザ管理者）

日本のリハビリテーションを見続けてきた著者が、本当のリハビリテーションとは何か、今やらなければいけないことは何か、未来のリハビリテーションとは何かを問いただす。

● 定価（本体1,600円＋税）四六 250頁 2011年 ISBN 978-4-89590-391-2

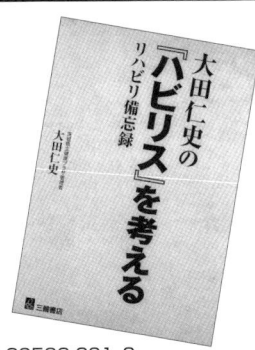

■「ハビリス」の本質をふたたび問う

大田仁史の『ハビリス』を考えるⅡ
リハビリ備忘録

大田 仁史（茨城県立健康プラザ管理者）

リハビリテーションに携わるすべての人の必読書。前著の「『ハビリス』を考える」と合わせて読めば、「ハビリス」とは何かの答えが見えてくる。シリーズ第2弾。

● 定価（本体1,800円＋税）四六 254頁 2013年 ISBN 978-4-89590-436-0

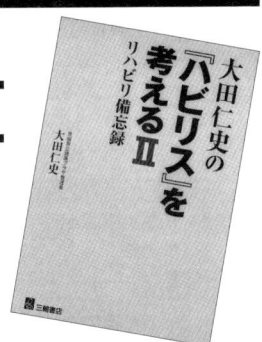

■2025年、団塊の世代800万人が75歳以上に！

大田仁史の『ハビリス』を考えるⅢ
リハビリ備忘録

大田 仁史（茨城県立健康プラザ管理者）

われわれは、2025年に後期高齢者となる団塊の世代800万人をどう支えていけばよいのか。当事者である団塊の世代と医療職に向け、あたたかな思いを鋭い筆舌でくるみながらエールを送るシリーズ第3弾。

● 定価（本体2,000円＋税）四六 300頁 2013年 ISBN 978-4-89590-459-9

お求めの三輪書店の出版物が小売書店にない場合は、その書店にご注文ください。お急ぎの場合は直接小社に.

〒113-0033
東京都文京区本郷6-17-9 本郷網ビル

三輪書店

編集 03-3816-7796　FAX 03-3816-7756
販売 03-6801-8357　FAX 03-6801-8352
ホームページ：http://www.miwapubl.com

■ 医療、介護、福祉、行政、自治体…。地域リハにかかわるすべての人に

地域リハビリテーション白書3
地域包括ケア時代を見据えて

監修　澤村誠志
編集　日本リハビリテーション病院・施設協会

　前著「地域リハ白書2」で21世紀に向けた地域リハの展望と、全国各地での先導的な実践を提示してから15年。介護保険法、回復期リハ病棟、自立支援法など、高齢者・障害者をめぐる環境は激動した。これから未曽有の超少子高齢化社会を迎えるにあたって、「地域包括ケア」の実現が求められている。

　本書は第Ⅰ部で医療・介護・福祉などあらゆる方向から「地域リハ」を整理し、第Ⅱ部では「すべての人が、住みなれた地域でいきいきとした人生が送れる」という地域リハの理念のもとに全国各地で展開されているさまざまな実践活動を紹介した。日本の地域リハの現在地が確認できるとともに、これからの地域リハのありかたと地域包括ケアへの道筋を提示した1冊。

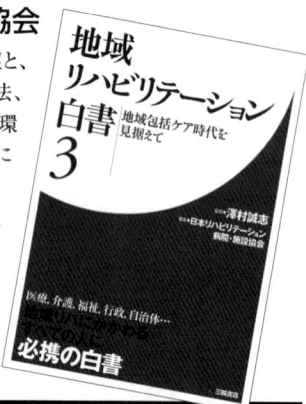

■主な内容

第Ⅰ部　総論編
第1章　地域リハとは─現状と展望
第2章　誰もが排除されずに安心して暮らせる
　　　　ソーシャル・インクルージョンを目指して
第3章　わが国における歴史的経過
　1．地域リハ活動の歴史
　2．地域リハ支援体制整備事業の経過と課題
第4章　概念とその考え方
　1．コミュニティとしての地域と地域リハ
　2．街づくりから考える介護予防と地域リハ
第5章　海外における地域リハの取り組み
　1．先進国における地域リハ
　2．発展途上国におけるCBR
第6章　障害者権利条約の批准に向けた制度改革の現状と課題
第7章　わが国における医療・介護政策の変遷
第8章　地域を変革する組織化活動
　1．CBRの立場から
　2．地域保健の立場から
　3．地域福祉の立場から
　　　─精神障害者の地域における共生を目指した活動
第9章　地域包括ケア実現へ向けた地域リハ活動の課題と展望
　1．医療の立場から
　2．介護保険サービスの立場から
　　　─介護保険サービスと地域包括ケアについて
　3．保健の立場から
　4．福祉の立場から
　5．住宅政策の立場から
第10章　地域包括ケア実現へ向けた道筋
　1．地方編：旧御調町での地域包括ケア
　2．都市部編：地域包括ケア実現へ向けた道筋

第Ⅱ部　実践報告編
第11章　全国各地の組織化活動
　1．地域づくり的介護予防
　2．当事者・市民の助け合い活動
　3．地域包括ケアへ向けた活動
　　　─地域包括支援センターの活動
　4．病院・在宅連携
　5．地域リハ事業─多職種連携
　6．教育・啓発活動
第12章　直接援助活動
　1．回復期リハからの地域展開
　2．老健の地域展開
　3．訪問リハビリテーション
　4．通所リハビリテーション
　5．かかりつけ医
　6．訪問看護
　7．障害者支援・療育
　8．介護予防（直接サービス）
　9．家族会・患者会

●定価（本体7,000円+税）B5　頁410　2013年　ISBN 978-4-89590-433-9
お求めの三輪書店の出版物が小売書店にない場合は、直接小社にご注文ください。お急ぎの場合は直接小社まで。

〒113-0033
東京都文京区本郷6-17-9 本郷綱ビル

三輪書店

編集☎03-3816-7796　FAX 03-3816-7756
販売☎03-6801-8357　FAX 03-6801-8352
ホームページ：http://www.miwapubl.com